Sylvia Döscher

Ohne weißen Kittel

Die hier erzählten Geschichten und Begebenheiten sind authentisch. Aus Gründen des Persönlichkeitsschutzes wurden die Namen der im Buch vorkommenden Personen von den Autoren verändert. Namensgleichheiten sind dem Zufall zuzuschreiben.

Sylvia Döscher, Jahrgang 1961, geboren in Löbau (Sachsen), wuchs in Kyhna bei Delitzsch, später in Müncheberg (Mark) auf. Nach dem Abitur 1979 in Strausberg und dem Vorklinischen Jahr in der Neonatologie der Kinderklinik der Berliner Charité studierte sie von 1980 bis 1986 Medizin an den Universitäten Rostock und Leipzig. Ihre Facharztausbildung absolvierte sie von 1986 bis 1991 am Bezirkskrankenhaus bzw. Städtischen Klinikum Frankfurt (Oder); im Sommer 1989 promovierte sie an der Universität Leipzig.

Am 1. Oktober 1991 öffnete Dr. med. Sylvia Döscher in Frankfurt (Oder) ihre Praxis für Allgemeinmedizin. Ihr Leistungsspektrum ergänzte sie in den folgenden Jahren um Chirotherapie und Palliativmedizin.

Ehemann und Mitautor **Ralf Döscher**, 1960 in Erfurt geboren, studierte Journalistik in Leipzig und arbeitete mehr als ein Jahrzehnt bei einer Tageszeitung, unter anderem als Ressortleiter Politik und Chef vom Dienst. Seit 1997 freiberuflich tätig, widmet er sich heute in verschiedener Funktion vor allem den Lebensgeschichten von Zeitzeugen.

Das Ehepaar lebt in einem Ortsteil von Frankfurt (Oder) und hat zwei erwachsene Söhne sowie zwei Enkeltöchter.

Sylvia Döscher

Ohne weißen Kittel

Eine Hausärztin erzählt

Aufgeschrieben von Ralf Döscher

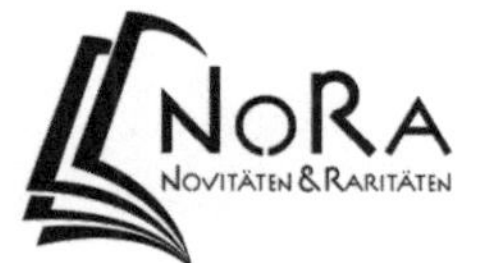

ISBN 978-3-86557-507-4
1. Auflage

Umschlaggestaltung: BEBUG mbH, Berlin
Umschlagabbildungen: Ralf Döscher (vorn), Heinz Köhler (hinten)
Druck und Bindung: Printed in EU

Ein Verlagsverzeichnis schicken wir Ihnen gern:
BEBUG mbH / NoRa
Axel-Springer-Straße 52
10969 Berlin
Tel. 030 / 206 109 – 0

www.nora-verlag.de

Inhalt

Vorwort

Ich liebe Buchläden. Bücher sind Lebensmittel für mich. Ein oder zwei müssen immer mit. Aber die Fülle der Lebensberichte in den Regalen ließ mich zweifeln: Braucht die Welt meine Geschichten? Lange dachte ich: Nein. Warum gibt es dieses Buch also dennoch?

Ich mag Tiere, aber viel lieber sind mir Menschen. Sonst wäre ich ja Veterinärmedizinerin geworden. Meine Berufswahl habe ich nie bereut. Als Hausärztin bin ich die erste Adresse meiner Patientinnen und Patienten für ihre gesundheitlichen Probleme, abgesehen von Dr. Google. Häufig sind sie gar nicht organischer Natur, die Menschen quälen andere Nöte: Der Partner oder die Partnerin haben sich abgewendet; die Kinder machen nicht, was sie sollen; in der Familie gibt es Zoff; am Arbeitsplatz wurde längst die innere Kündigung abgegeben; man hat diesen, jenen oder anderen Stress und braucht mal 'ne Auszeit. Ich erfahre, gegenseitiges Vertrauen vorausgesetzt, woran meine Patienten wirklich kranken, was sie bewegt und natürlich auch erfreut. Mit Verständnis und Einfühlungsvermögen kann die Bewältigung von Erkrankungen besser gelingen, denn vieles ist nicht heilbar.

Oft hörte ich von meinen Patienten: »Frau Doktor, das *muss* ich Ihnen *unbedingt* erzählen!« Heiteres und Trauriges. Berührendes und Schmerzliches. Und es ist wirklich so: Das Leben schreibt die besten Geschichten. Und es lohnt sich allemal, diese aufzuschreiben.

Ungeschminkt, ganz ohne weißen Kittel, bin auch ich ein Teil von ihnen.

Tante Traudel war schuld

Schuld war Tante Traudel. Die Schwester meiner Mutter arbeitete als OP-Schwester in einem Krankenhaus. Da sie bis zum vierzigsten Lebensjahr Single blieb, wohnte sie praktischerweise auch da – im Schwesternwohnheim auf dem Klinikgelände. Wenn ich sie mit meinen Eltern besuchte, war ich immer fasziniert.

Den ersten praktischen Bezug zu meinem künftigen Beruf gewann ich als Schülerin während meiner Ferienjobs als pflegerische Hilfskraft in verschiedenen kleineren Krankenhäusern und vor allem im *Vorpraktischen Jahr* gleich nach meinem Abitur. Hier arbeitete ich in einem wunderbaren Kollektiv – heute würde man sagen Team – auf einer Kinderstation der Berliner Charité. Der Stationsalltag war eine Lebensuni. Putzen und Reinigen sowie die Ausgabe des Essens und die Zubereitung kleiner Mahlzeiten zählten zu den Arbeiten, die ich als »Hilfsschwester« genauso zu erledigen hatte wie unter Anleitung die Pflege der kleinen Patienten. Ich erlebte die besondere Zuwendung zu ihnen und den nicht immer einfachen Umgang mit ihren Eltern und Familien. Außerdem erlernte ich natürlich erste medizinische Handreichungen.

1986 kam ich nach dem üblichen sechsjährigen Medizinstudium, das ich in Rostock und Leipzig absolvierte, nach Frankfurt (Oder) und begann hier meine Facharztausbildung zur Kinderärztin. Sie lag in den Händen des Bezirkskrankenhauses und umfasste mehrere praktische Ausbildungsabschnitte im klinischen und ambulanten Bereich. In der Regel dauerte sie vier Jahre. Ich unterbrach sie 1987 für ein Jahr, brachte meinen zweiten Sohn zur Welt und nutzte zum ersten Mal die DDR-Errungenschaft des freien, bezahlten Babyjahres. Gleichzeitig schrieb ich meine Doktorarbeit zu Ende.

Anfang 1988 setzte ich die Facharztausbildung fort, nunmehr in der Allgemeinmedizin. Diese bot mir ein breiteres, unerschöpfliches Spektrum. Eine Freundin, die in Leipzig diese Fachrichtung gewählt hatte, hatte mir dazu geraten und ein verständnisvoller Kreisarzt den für die DDR-Planwirtschaft nicht ganz einfachen Wechsel unbürokratisch bewilligt.

Zur Wendezeit 1989/90 kam große Unsicherheit auf. Was wird aus den ehemals staatlichen medizinischen Einrichtungen der DDR, den Polikliniken und Krankenhäusern? Was gelten die erworbenen Abschlüsse? Wer sichert die Ausbildung? Wer trägt die Kosten, zahlt die Gehälter? Wie geht es überhaupt weiter?

Mit der Zeit klärte sich einiges. Das ehemalige Bezirkskrankenhaus wurde Städtisches Klinikum, ging in den Besitz der Stadt Frankfurt (Oder) über und trug weiterhin meine Facharztausbildung und die meiner Kollegen. Das Klinikum sicherte unsere Bezahlung und organisierte die begleitende klinische Ausbildung auf den Stationen des Krankenhauses. Wir Diplom-Mediziner, einige bereits *Dr. med.*, arbeiteten im normalen Stationsbetrieb und sammelten praktische Erfahrungen. Uns fehlte nach den Regularien der untergegangenen DDR wie der neuen Bundesrepublik nur noch der ordentliche Facharztabschluss, um alleinverantwortlich Patienten behandeln zu dürfen.

Schwieriger jedoch gestaltete sich die Suche nach einem Ort für die ambulanten Sprechstunden, die im Rahmen der Ausbildung zu erbringen waren. Das Klinikum durfte und konnte diesen Teil nicht leisten. Der Einigungsvertrag zur deutschen Einheit hatte den DDR-Polikliniken und -Ambulanzen eine Bestandsgarantie von fünf Jahren gegeben. Somit hoffte ich meine wöchentlichen Sprechstunden wie schon seit Anfang 1989 in der kleinen Ambulanz im Norden der Stadt weiterführen zu können. Doch die Zusicherung des Vertrages verstand sich vor allem für die älteren Kollegen kurz vor Eintritt ins Rentenalter. Für sie stellten wir jüngeren Ärzte vielleicht auch eine Konkurrenz in der Betreuung bisheriger und der Gewinnung neuer Patienten dar.

Es fand eine Verdrängung statt; ich musste mir zu Anfang 1991 auf die Schnelle einen neuen Ort für meine Sprechstunden suchen. Ich fand ihn bei einem Kollegen, der sich nach seiner Facharztausbildung gleich als einer der ersten mit einer eigenen Praxis in der Stadt niedergelassen hatte.

Zum 1. Oktober 1991 ging auch ich diesen Schritt. Im Mai hatte ich meine Facharztprüfung bestanden und meine Familie, insbesondere mein Mann, hatten mich darin bestärkt: »Was andere können, kannst du auch!« Was hätte ich als Allgemeinmedizinerin anderes tun sollen? Schließlich wollte ich immer schon Menschen helfen und mich persönlich um Patienten kümmern.

Noch heute ist es für mich ein Wunder, wie wir in nur wenigen Wochen die Existenzgründung, sprich Praxiseröffnung stemmten. Passendes, qualifiziertes Personal musste gewonnen werden. Zu Beginn stellte ich eine erfahrene Schwester ein, die auf der Intensivstation des Klinikums ausgebildet worden war. Räumlichkeiten für die Praxis mussten angemietet werden. Für den Anfang fanden sich gerade noch zwei kleine Räume im neuen Ärztehaus im Süden Frankfurts, das in der DDR eigentlich die zweite große Poliklinik der Stadt hatte werden sollen. Büro- und Praxismöbel bestellten wir in einem Versandhaus und schraubten sie selbst zusammen. Einen großen Schrank für die Patientenakten schoben mein Mann und der Mann meiner künftigen Sprechstundenschwester gemeinsam auf den eigenen, winzigen Rollen und unter viel Gelächter aus einer aufgegebenen DDR-Ambulanz durch unser Stadtviertel in die neuen Räume. Technik, EKG und Computer-Arbeitsplätze waren ebenfalls rasch auszuwählen und zu installieren.

Das alles wiederum bedurfte einer Finanzierung sowie eines Überbrückungskredits für die ersten langen Monate ohne laufende Einkünfte. Die Banken vor Ort hoben angesichts unseres fehlenden Eigenkapitals die Hände. Unkompliziert, unbürokratisch und hilfreich verhielt sich dagegen die größte Spezialbank für Mediziner und Apotheker Deutschlands, die nach einem Genossenschaftsmodell arbeitet. Unterstützung bot außerdem ein staatliches Kreditprogramm in den neuen Bundesländern.

In den Tagen vor der Praxiseröffnung schlief ich schlecht. Ich fragte mich: »Geht alles auf? Kommen überhaupt Patienten?« Eine Sorge, die unbegründet war. Schon die erste Sprechstunde besuchten, nachdem alle Familienmitglieder durch waren, siebzehn Patienten!

Hatte ich in der Ausbildung noch den sprichwörtlichen weißen Kittel getragen, bevorzuge ich seit dem Moment der eigenen Niederlassung gemeinsam mit meinen Schwestern, Arzthelferinnen und – wie sie neuerdings heißen – Medizinischen Fachangestellten (MFA) farbenfrohe Oberbekleidung und weiße Hosen.

Durchschnittlich siebzig Patienten suchen heute täglich meine Praxis auf, die Zahl meiner Mitarbeiterinnen ist auf sieben gewachsen, darunter eine jüngere ärztliche Kollegin. Und ja, die Versorgung der »Alten« – ich meine das liebevoll und zugewandt – gehörte vom ersten Tag dazu. Mich haben die Besuche in den Pflegeheimen und bei meinen Patientinnen und Patienten zu Hause nie gestört. Ich erfahre, wie sie leben und bin gelegentlich überrascht oder auch entsetzt. Der Hausarzt heißt so, weil er nach Hause kommt. Wer macht das schon? Dazu braucht es ein bisschen Selbstlosigkeit, denn die Bezahlung ist deutlich geringer als beispielsweise für den Schlüsseldienst oder andere Handwerker und Dienstleister. Aber Geld war nie meine Triebfeder.

Während der komplizierten, von Angst und Unsicherheit

geprägten Situation der Corona-Pandemie, vor allem im ersten Lockdown, gab es in den Pflegeeinrichtungen ein Besuchsverbot für die Angehörigen der Patienten. Ausnahmen wurden lediglich für Sterbende gemacht. Es ist sehr schwer vorstellbar, wie hart es für betagte, kranke, teils demente, immobile Menschen ist, diese Isolation zu verstehen und zu ertragen. Einige konnten noch fernsehen, Radio hören oder zumindest telefonieren. Aber Internet- oder Bildtelefonie via WhatsApp? Meist waren und sind diesen Menschen, die in der ersten Hälfte des vorigen Jahrhunderts geboren wurden, unsere modernen Kommunikationsmittel fremd. Und deshalb erlebte ich gerade in der Corona-Zeit sehr berührende Dankbarkeit für meine Besuche.

Dabei tat ich eigentlich wenig: Ich hörte zu, erklärte, untersuchte, beantwortete Fragen, entschied, was zu tun ist.

»Ich freue mich so sehr, dass Sie gekommen sind«, wiederholte eine achtundsechzigjährige Patientin mehrmals. Eine andere ältere Frau – schwerkrank, ihre Tabletten konnte sie nicht mehr schlucken, also mussten wir alles weglassen, Flüssigkeit anbieten und ihr ein Pflaster gegen ihre Schmerzen geben – strahlte, als ich sie drei Tage später besuchte und überrascht war, sie noch lebendig anzutreffen. Sie sagte lächelnd: »Es ist sooo schön.« Ich musste schmunzeln: wie irgendwas zwischen Drogen und Orgasmus. Unser Körper verändert sich unausweichlich, aber die Gefühle offensichtlich nicht.

Redaktioneller Hinweis

Einige wenige Passagen dieses Kapitels gehen zurück auf das Zeitungsporträt »Die Patienten sollen sich gut behandelt wissen«, für das Sylvia Döscher dem Autoren Dietrich Schröder Auskunft gab: veröffentlicht in der Märkischen Oderzeitung (MOZ) vom 12. September 2020, S. 10.

Neues Glück

Eines Tages vor vielen Jahren, in der letzten Woche vor Weihnachten, sah ich auf meinem Bildschirm in der Praxis, dass Herr Klee, wohnhaft in einem Nachbarort Frankfurts, nächster Patient meiner Sprechstunde sein würde. Liebevoll hatte er über mehrere Monate seine an Darmkrebs erkrankte Frau umsorgt. Vor wenigen Wochen war sie verstorben. Er hatte sehr mitgelitten, wie ich ihm in dieser Zeit ansehen konnte. Nicht, dass er sich gehen ließ – aber auch seiner Kleidung sah man wenig Zeit und Sorge um Eigenes an. Ich stellte mich auf einen schwermütigen Besucher ein.

Umso mehr staunte ich, als Herr Klee gut gekleidet und dezent nach Parfüm duftend mein Sprechzimmer betrat. Der rüstige Herr machte nicht nur einen stabilen Eindruck, sondern strahlte förmlich Energie aus. Zudem war er bei guter Kondition. Seine medizinischen Probleme waren kaum von Belang und rasch abgeklärt. Ich nahm seinen netten Plauderton auf. Schließlich erlaubte ich mir die Bemerkung: »Na, Herr Klee, in ihrem Dorf kennt doch jeder jeden. Und so schick wie Sie heute daherkommen, gibt es bestimmt schon einige einsame Witwen oder alleinstehende Damen im Ort, die ein Auge auf Sie geworfen haben …?«

»Frau Doktor, Sie werden es nicht glauben, eine habe ich schon mitgebracht – sie wartet draußen.«

Wie sich Wege kreuzen

Der Psychologin Helena begegnete ich erstmals im Bett. Wir lagen beide auf der Wöchnerinnenstation des Evangelischen Krankenhauses Lutherstift Frankfurt (Oder) und teilten uns ein Zweibett-Zimmer. Mein erster Sohn war geboren, sie hatte ihr zweites Kind zur Welt gebracht. Es war im Jahr 1983, und wir durften eine Woche in der Klinik bleiben, ehe wir mit unseren Kindern in eine neue, unbekannte Welt entlassen werden würden. Als Studentin im fünften Semester bekam ich zugleich gratis meine erste Lektion in Psychologie. Dankbar saugte ich aus den Gesprächen mit Helena alles auf.

1986 sahen wir uns wieder. Ich begann meine Facharztausbildung in der Kinderklinik des Bezirkskrankenhauses Frankfurt (Oder); Helena arbeitete dort als Psychologin.

Die ersten neun Jahre in Frankfurt wohnte ich mit meiner Familie zu viert in einer sechsundfünfzig Quadratmeter großen Neubauwohnung im Stadtteil Neuberesinchen. Auch Helena wohnte in diesem Viertel. In der »Wendezeit«, 1989 und 1990, trafen wir uns in der Wohnung zu Streitgesprächen. Helena hatte einen neuen Partner, die Stimmung war von Aufbruch und Veränderung geprägt.

Im Jahr 1995 bezog ich mit meinem Mann und unseren Jungs ein Reihenhaus im Ortsteil Markendorf. Zu meiner Überraschung – wir hatten uns längere Zeit nicht gesehen – stellte ich fest, dass auch Helena in unserer Straße wohnte, in der gleichen Reihe, nur fünf Häuser entfernt. Wer glaubt da nicht an eine höhere Macht, die unsere Begegnungen steuert?

Helena lebt und arbeitet inzwischen in einem bekannten seen- und waldreichen Ort zwischen Fürstenwalde und Erkner, sicher der Liebe wegen. Gelegentlich bestellen wir uns Grüße über gemeinsame Patienten.

Hilfe Heiligabend

Ein Abend Anfang 1991. Schmunzelnd begrüßte mich mein Mann nach der Arbeit: »Stell dir vor, was mir heut passiert ist. Eine Frau Wilthen hat in der Zentrale unserer Redaktion angerufen und verlangt, *unbedingt zum Volkskorrespondenten Döscher durchgestellt zu werden.*«

»Ach«, lachte ich, »meinst du Ingrid Wilthen?«

»Ja, sie wollte wissen, wo du abgeblieben bist.«

Volkskorrespondenten, ausgewählte Zeitungsleser, die zu DDR-Zeiten in ihrer Freizeit für ein kleines Honorar über lokale Ereignisse berichteten, gab es längst nicht mehr. Umfangreiche, unzensierte Leserbrief-Veröffentlichungen in unserer regionalen Tageszeitung dafür nun um so mehr. Ich für meinen Teil freute mich indes über eine treue Seele. Ingrid Wilthen war eine meiner ersten Patientinnen gewesen; ihr hatte ich erzählt, dass mein Mann als Journalist bei der Zeitung arbeitet.

Begegnet war mir Frau Wilthen bereits 1988, als ich die ersten Sprechstunden meines Lebens in der kleinen Ambulanz im Norden unserer Stadt abhielt, während meiner Facharztausbildung zur Allgemeinmedizinerin.

Der ernste Hintergrund ihrer telefonischen Fahndung nach mir bestand in der unsicheren beruflichen Situation, die ich wie viele meiner Kolleginnen und Kollegen in den aufregenden Jahren der Wendezeit von 1989 bis 1991 erlebte. Neue Strukturen und ungewohnte Arbeitsplatzwechsel gehörten dazu. Da konnten Patienten schon mal den Anschluss verlieren.

In meine Sprechstunde, die nun bei einem bekannten Kollegen in der Nähe des Restaurants *Wintergarten* in Neuberesinchen stattfand, lotste ich nach besagtem Anruf auch Ingrid Wilthen. Fast dreißig Jahre lang sollte ich sie fortan begleiten. Irgendwann brachte sie auch ihren deutlich älteren Ehemann mit. Beide zogen später von ihrer Wohnung im Westen der Stadt ins Zentrum – in eine altersgerechte Wohnung in einem Haus mit Fahrstuhl.

2004 verstarb Ingrid Wilthens Mann. Seitdem ging die 1923 geborene rüstige Rentnerin ihren Weg allein – unterstützt von Christiane, ihrer einzigen Tochter. Diese hatte eine anspruchsvolle Arbeit von Frankfurt (Oder) nach Berlin geführt; es hätte auch weiter weg sein können. Beide machten das Beste daraus. Mutter und Tochter telefonierten täglich miteinander, besuchten gemeinsam Konzerte und Theater und verbrachten Urlaube, Feiertage und Jahreswechsel zusammen.

Ende 2016 erklärte mir Ingrid Wilthen bei einem Hausbesuch besorgt, sie wisse nicht, wie sie am 24. Dezember zum Bahnhof kommen solle, um mit dem Zug ihre Tochter zu besuchen. Da ich meine Weihnachtsgäste erst später am Tag zu Lebkuchen und Stollen erwartete, bot ich den Fahrdienst an. Mit großer Freude nahm sie die Hilfe an. In den folgenden Jahren erledigte dies ein Pflegedienst.

Drei Jahre später, die ältere Dame litt zunehmend an Knieproblemen, und das Zugfahren fiel ihr schwerer, reaktivierte ihre Tochter frühere Fahrkünste und kaufte sich ein kleines Auto. Damit gestalteten sich die fürsorglichen Reisen zur Mutter problemloser. Sie war unabhängig von den Verspätungen und dem häufigen Schienenersatzverkehr der Bahn auf der Strecke zwischen Berlin und Frankfurt (Oder).

Heiligabend 2019. Aufgeregt rief mich Frau Wilthen an. Die Tabletten gegen den hohen Blutdruck seien ihr ausgegangen. Die Apotheke könne kurzfristig nicht liefern, das habe sie schon rausgefunden – was nun?

Der Hausärztin *muss* etwas einfallen. Meist gelingt dies auch. In Praxis und Wohnung gibt es immer »stille Reserven«.

Ich fuhr zu meiner Patientin und begrüßte sie mit den Worten: »Liebe Frau Wilthen, Sie wollten mich zum Fest doch nur noch mal sehen, stimmt's?« Ich übergab ihr die Pillen und war pünktlich zur weihnachtlichen Bescherung wieder zu Hause.

Ingrid und Christiane verbrachten gemeinsam angenehme Feiertage und begingen am ersten Tag nach Weihnachten den 96. Geburtstag der Mutter. Gleich darauf, im Januar, erhielt Frau Wilthen ein neues Kniegelenk. Die Operation verlief ohne Probleme.

Im Spätsommer 2020 trennten sich unsere Wege. Meine hochbetagte Patientin zog in die unmittelbare Nähe ihrer Tochter nach Berlin; der war es nach langer Suche gelungen, für ihre Mutter ein kleines, aber feines Quartier in einer Seniorenresidenz zu finden.

Von dort erreichte mich im Frühjahr 2021 – schluchzend hatte ich Tochter Christiane am Telefon – die Nachricht vom Tode ihrer Mutter. Mein Versprechen, sie in ihrem neuen Zuhause zu besuchen, hatte ich nicht mehr einlösen können.

Fundort Bahnhof

In der Ambulanz, in der ich meine ersten Sprechstunden während der Facharztausbildung absolvieren durfte, arbeiteten mehrere ältere Kolleginnen und Kollegen. Die zentrale Anmeldung war durch Gitti Krause besetzt.

Anfang der Neunzigerjahre erlitt Gittis Mann mehrere Hirnblutungen – er starb.

Ich schrieb keine Trauerkarte. Vielmehr versprach ich ihr in einem langen persönlichen Gespräch: »Wenn die Ambulanz schließt, kommen Sie zu mir.«

Vier Jahre war sie mir eine warmherzige, treue Mitarbeiterin. Die Arbeit war für sie viel mehr als nur ein »Broterwerb«. Stets spürte ich, wie gut ihr die sozialen Kontakte halfen, ihr Leben ohne Partner zu bestehen.

Als sie sich in den Ruhestand verabschiedete, schwangen Trauer und Sorge vor dem Alleinsein mit. Optimistisch gab ich ihr auf den Weg: »Jetzt sind Sie für Ihre Töchter und Enkel frei, und vielleicht findet sich ein neuer Mann …«

Kurz darauf begegnete ihr Karl – auf einem Bahnsteig des Frankfurter Bahnhofs. Beide fuhren im selben Zug nach Berlin … und in eine neue Zweisamkeit.

Krank auf Bestellung

Franz Berg, ein sechzigjähriger Fernfahrer und mit einhundertzwanzig Kilogramm Körpergewicht ein Kerl von einem Mann, kam kurz nach seinem runden Geburtstag zu mir in die Sprechstunde. Er hatte meine Praxis in der Vergangenheit nur selten aufgesucht, auch jetzt hatte ich ihn lange nicht gesehen. Mit einem Seufzer ließ sich Franz in den Patientenstuhl neben meinem Schreibtisch fallen und sagte: »So, Frau Doktor, jetzt reicht's! Ich will nicht mehr arbeiten! Nun können Sie mich krankschreiben.«

Irgendetwas werde ich schon finden, dachte ich, gesund ist ja nur, wer nicht gründlich untersucht wurde.

Ich schritt also zum Äußersten. Ich bat Franz, sich auf die Liege zu legen, tastete seinen stattlichen Bauch ab – und war plötzlich überrascht und erschrocken zugleich. Irgendwie fühlte sich dieser nicht normal an. Ich veranlasste eine Computertomographie.

Große Lymphknoten hatten dem Patienten bisher keinerlei Beschwerden beschert. Nun erhielt er die Diagnose *Non Hodgkin Lymphom*, eine bösartige Erkrankung des Lymphgewebes, die im gesamten Körper auftreten kann.

Zwei Jahre lang wurde Franz im Klinikum am Rande der Stadt behandelt. Während der Chemotherapie-Zyklen konnte man meinem Patienten sein Leiden nicht ansehen, er wirkte unverändert. Keinem Beobachter, selbst einem aufmerksamen, wäre seine schwere Erkrankung aufgefallen. Dennoch war Franz zu der Zeit und während der nachfolgenden ambulanten Behandlungen zweifellos arbeitsunfähig.

Inzwischen geheilt, genießt er heute seinen Ruhestand.

»Ein Bett im Kornfeld«

Katrin C., dreiundvierzig Jahre und starke Raucherin, schickte ich zum Röntgen der Lunge. An *ihren* Husten hatte sie sich schon lange gewöhnt. Mir gefiel er an diesem Vormittag jedoch überhaupt nicht. Ich hatte die Schuhverkäuferin, seit mehreren Jahren ohne Arbeit, länger nicht gesehen. Sie suchte mich eher selten auf.

Das Ergebnis der Untersuchung erwies sich als auffällig, weitere Abklärung tat not. In der folgenden Konsultation musste ich meine Patientin damit konfrontieren und fragte: »Für wann darf ich ein Bett für Sie in der Klinik reservieren?«

»Ich will kein Bett im Krankenhaus – ich möchte ein Bett im Kornfeld!«

Wir trennten uns lächelnd, obwohl Schlimmes zu befürchten war.

Die Diagnose – *Lungenkrebs* – bestätigte sich.

Über sechs Monate ertrug Katrin tapfer die Therapie.

Dann erlag sie ihrer unheilbaren Krankheit.

Traurige Nachricht

Marta, eine ältere, alleinstehende und schwerkranke Patientin, die um die Ecke in meinem Dorf lebte, verlangte mir alles ab. Obwohl der Pflegedienst sein Menschenmögliches tat, waren ebenso häufige Hausbesuche meinerseits notwendig. Ich freute mich daher, als ihr eines Tages auch ihre Tochter Sonja zur Seite stand. Erst ab und an, in der Folge regelmäßig, bis sie in sehr schwerer Zeit schließlich bei ihrer Mutter einzog.

Sonja umsorgte Marta, führte deren Haushalt und pflegte ihren Garten. Als treuen Begleiter hatte sie ihren Golden Retriever dabei. Ich bemerkte, dass die Anwesenheit des Tieres offensichtlich auch der kranken Marta guttat.

Eines Tages kam mir Sonja völlig aufgelöst und aufgeregt schon am Gartentor entgegen und wehklagte herzzerreißend: »Frau Doktor, Frau Doktor, welch ein Unglück! Sie ist tot, sie ist tot!«

Ich nahm sie in die Arme, drückte sie fest und trocknete ihr die Tränen. Mit vorsichtigen, einfühlsamen Worten versuchte ich, sie zu stützen. Behutsam führte ich sie ins Haus, während sie weiter schluchzte.

Als wir die Schwelle übertraten, fiel mein Blick im Flur auf ein Bündel, abgedeckt mit einem Tuch, Fell lugte hervor – tot war die Hündin …

Letzte Reise

Susanne Haiter betreute ich mehrere Monate innerhalb der Speziellen Ambulanten Palliativ-Versorgung (SAPV). Sie litt an fortgeschrittenem Brustkrebs. Metastasen hatten auch ihre Lungen befallen. Frau Haiter war daher auf ein Sauerstoffgerät angewiesen. Zum Einkaufen oder für kleinere Ausflüge wie den Besuch eines Cafés nutzte sie ein mobiles Gerät.

Ich besuchte meine Patientin einmal wöchentlich. Meist gab es Kaffee und Kuchen, und wir besprachen alles, was sie auf dem Herzen hatte. An einem Nachmittag, es war herrlichster Frühling, beschäftigten sie die Hochzeit ihrer jüngsten Tochter im Sommer, der Kauf eines E-Bikes und der baldige »Umzug« in den Bungalow am Helenesee. Die schönste Zeit des Jahres wollte Susanne noch einmal an ihrem Lieblingsort verbringen, Rad fahren, schwimmen oder einfach nur die Natur genießen.

Wie geplant wurde alles für die neue Saison gepackt, eine ihrer beiden Töchter organisierte den Transport.

Mit viel »Hallo« begrüßten an einem der nächsten Abende die Laubenpieper der Nachbarschaft Susanne herzlich in ihrem Sommerquartier.

Am kommenden Morgen blieben die Fenster an Susannes Bungalow verschlossen, auch die Tür. Als schon später Vormittag war, fingen ihre Nachbarn an, sich darüber zu wundern. Hier war man noch gewohnt, sich zum Frühstück über die Terrassen hinweg ein nettes »Guten Morgen!« zuzurufen. Und Susanne gehörte doch dazu. Sie schlief morgens nie lange.

Die Nachbarn ergriff Sorge; Susannes Töchter wurden angerufen.

Als sie herbeieilten und den Bungalow öffneten, sahen sie: Ihre Mutter war auf ihre letzte Reise gegangen.

Noch 'n Bier ...

Adam hatte sein Leben lang hart gearbeitet und war gewissen Genüssen nicht abgeneigt. Gern trank er zu Feierabend ein Bier. Die Belohnung für den Tag in Form des edlen Gerstensaftes gönnte er sich auch als Rentner. Darüber war er mehr als neunzig Jahre alt geworden.

Inzwischen hatten ihn mehrere Leiden gezwungen, sein selbständiges Leben aufzugeben. Er war aus Sachsen in die Nähe seiner drei Töchter nach Brandenburg gezogen. Seine Frau war schon lange verstorben, und die Lebensabschnittsgefährtin wollte ihre Heimat nicht verlassen. In Müllrose am See war eine neue Einrichtung entstanden. Hier hatten Adams Kinder für ihren Vater eine seniorengerechte Wohnung gefunden, in der er sich sehr wohlfühlte.

Nach zwei Jahren genügte die Sorge des ambulanten Pflegedienstes nicht mehr, so dass Adam zwei Hausnummern weiter in eine »Betreute Wohngruppe« wechselte. Dort bewohnte er ein Zimmer mit eigenem Bad. Rund um die Uhr war jetzt Betreuung gewährleistet. Natürlich entlastete das die Angehörigen deutlich: keine Furcht mehr vor dem Klingeln des Telefons in der Nacht.

Das Bier zum Abend gehörte weiter zu Adams Ritual. Die Kinder ersetzten wöchentlich, was verbraucht worden war. Doch eines Tages beklagten die Pflegekräfte der Spätschicht, dass »der alte Herr« nach dem Bier immer so »schwanke«. Die Medikamente, die er neuerdings verabreicht bekomme, würden wohl die Wirkung des Alkohols verstärken! Und, so sorgten sie sich weiter, nicht auszudenken, wenn »der liebe Adam« deswegen stürze. Das sei unverantwortlich! Sicherheitshalber konsultierten sie die Familie.

So rasch wie aufgekommen, gab sich die Situation danach wieder. Das Personal beobachtete sogar: Adam nahm auch abends rüstigen Schritts seine Wege über die Flure und erschien zu den Mahlzeiten. Seinem Gang fehlte jegliches Schwankende. Sehr zum Erstaunen der Pflegerinnen und Pfleger. Denn beim Blick in Adams Zimmer entdeckten sie weiterhin die ein oder andere leere Bierflasche.

Wochen später beschwerte Adam sich plötzlich heftig bei einer seiner Töchter: »Ich trinke ja nur noch alkoholfreies Bier! Erst jetzt, beim genauen Blick auf das Etikett, habe ich das gesehen. Aber«, räumte er ein, »so schlecht schmeckt's gar nicht.«

Im siebenundneunzigsten Lebensjahr überstand Adam als einer meiner ältesten Patienten sogar eine Corona-Infektion.

In schlechten wie in guten Zeiten ...

Prominenter Berliner Zuzug bescherte mir 1997 neue Patienten. Ein bekannter Professor war nach dem Ende seiner Berufslaufbahn mit seiner Frau nach Frankfurt (Oder) gezogen, um der Familie näher zu sein. Einen seiner Söhne kannte ich als Kollegen, seitdem ich mit ihm während meiner Facharztausbildung 1988 für acht Monate in der Klinik für Innere Medizin im damaligen Bezirkskrankenhaus zusammengearbeitet hatte. Seiner Bitte, mich um die Eltern zu kümmern, kam ich gern nach.

Viele Jahre noch suchte das betagte Paar gemeinsam meine Sprechstunde auf. Doch mit der Zeit entwickelte sich bei der Frau eine Demenz, die auch ihre Mobilität erheblich einschränkte und sie schließlich in den Rollstuhl zwang. Natürlich gab es die Hilfe eines Pflegedienstes, und auch die Söhne und Enkel halfen. Die Hauptlast aber trug mit großer Geduld der Professor. Liebevoll kümmerte er sich um seine Frau, war für sie da, getreu dem alten Motto »so wie in guten« nunmehr »in schlechten Zeiten«.

Während meiner Haubesuche in der kleinen modernisierten Plattenbauwohnung, in der der alte Herr und seine todkranke Frau lebten, bewunderte ich immer wieder, wie der anerkannte Geisteswissenschaftler die Tücken des Alltags meisterte, den Haushalt schmiss und seine Frau pflegte.

In unseren vielen Gesprächen, an denen seine Frau schon längst nicht mehr Anteil nehmen konnte, sprach er oft bewundernd davon, wie sie ihre drei Söhne umsorgt und zu wunderbaren Menschen erzogen hatte. Immer habe sie ihm für seine anspruchsvolle, zeitraubende Tätigkeit als Hochschullehrer den Rücken freigehalten.

Nachdem seine Frau zu Hause verstorben war, erkrankte

der Professor selbst an einem bösartigen Tumor. Seinen Weg ging er noch ein knappes Jahr allein.

Sein Sohn, der längst ein erfahrener Kardiologe ist, umsorgt seit Jahren die Herzen meiner hochbetagten Eltern.

Blinddarm oder blinder Alarm?

Ein Abend im Oktober, Mitte der Neunzigerjahre. Nach getaner Arbeit fuhr ich nach Hause und freute mich auf etwas Zeit mit der Familie. Doch welch Schreck als ich ankam: Da fand ich meinen jüngsten Sohn, er ging schon zur Schule, mit starken Bauchschmerzen vor. Sehnsüchtig und tapfer zugleich hatte er auf mich gewartet.

Besorgt untersuchte ich ihn. Kein bretthärter Bauch oder andere Anzeichen für eine akute Erkrankung. Also nur eine Magenverstimmung, vermutete ich, vielleicht war ihm tagsüber etwas vom Essen nicht bekommen. Ich machte ihm Tee, zum Abend gab es leichte Kost und ein schmerzlinderndes Medikament, zum Schlafen eine Wärmflasche.

Das alles half aber nicht. Kaum im Bett, kam mein Kleiner wieder heraus und klagte: »Mama, mach doch endlich was!«

Ich gab ihm ein krampflösendes Mittel, weiterhin Tee und füllte die Wärmflasche neu auf.

Es wurde nicht besser. Mittlerweile war es Mitternacht und ich in höchster Sorge. Nichts ist schlimmer, als eine Appendizitis, eine Blinddarmentzündung, »den Affen der Krankheiten«, nicht zu erkennen. Schließlich brachte ich meinen Sohn ins Krankenhaus in die Notaufnahme.

Er wurde gründlich untersucht. Sogar der diensthabende Kinderchirurg wurde von zu Hause gerufen – ich hoffe sehr, dass es immer so läuft, nicht nur für Kollegen.

Die Laborwerte waren unauffällig, der Ultraschall ergab normale Befunde. Zur Beobachtung sollte mein Sohn in der Klinik bleiben. Auf der Rollstuhlfahrt zur Station, endlos lange Flure entlang, erbrach er sich heftig, wie er mir später erzählte. »Bitte langsamer!«, hatte er den Pfleger angefleht.

Bei meinem Anruf am nächsten Morgen erfuhr ich, dass es meinem Jungen besser gehe, er sei inzwischen auf der

Kinder-Station; die Ursache des dramatischen Ereignisses sei unklar, ich könne ihn aber abholen.

Als ich mittags das Krankenzimmer betrat, fand ich meinen Sohn sitzend im Bett in vergnügter Stimmung vor. Er hatte Zettel und einen Stift in der Hand. Als er hörte, er dürfe nach Hause, maulte er enttäuscht: »Och, ich habe mir hier gerade das Essen für die ganze Woche ausgesucht …«

»Perle« gefunden und behalten

»*Die* musst du nehmen!«, riet mir meine Mutter, Lehrerin im Ruhestand, eines Abends in den Neunzigerjahren. Nach der Betreuung der Enkel saß sie auf meiner Couch, las und prüfte die zahlreich eingegangenen Bewerbungsmappen junger Mädchen, die sich bei mir zur Arzthelferin ausbilden lassen wollten.

Eine prima Empfehlung, wie ich bis heute immer wieder dankbar feststelle.

Ich übernahm Sarah nach der Ausbildung in meine Praxis. Seit mittlerweile einundzwanzig Jahren prägt sie mit ihrer Liebenswürdigkeit und Kompetenz das »Gesicht« meines »Ladens«. Immer wissbegierig und leistungsbereit hat sie sich ein immenses Wissen rund um die IT, das Qualitätsmanagement, die Abrechnungen und andere technisch-organisatorische Dinge des Praxisablaufs angeeignet. Ihre weitere Qualifikation und schließlich die Berufung zur Leitenden MFA waren daher nur folgerichtig, hielt sie doch längst alle Fäden in der Hand.

Sarahs Perfektionismus ist eine glänzende Gabe – zumal eine Arztpraxis heutzutage auch zur »eierlegenden Wollmilchsau« mutieren muss. Ich wollte weder Verkäufer noch Rechenexperte werden. Mit technischen Neuerungen bin ich gelegentlich deutlich überfordert. Wie gut ist es da, ein junges, motiviertes Team unter Leitung einer solch professionellen MFA zu haben. Mit viel Freiheit zur Ausgestaltung ihrer Tätigkeit erlebe ich bei Sarah ein hohes Maß an Motivation im Arbeitsalltag sowie verlässliche Qualität bei allen delegierbaren Leistungen. Zuletzt machte sich das in der Impfkampagne der Corona-Pandemie und bei der Digitalisierung von Rezepten und Arbeitsunfähigkeitsbescheinigungen bezahlt.

Ohne meine Leitende MFA droht Unheil. Ich weiß es genau – als sie Mutter wurde, musste ich das erleben. Keine so angenehme Erfahrung. Auch schwierige Zeiten haben wir bewältigt. Ein »Abwerbeversuch« wäre fast gelungen. Sarah blieb. Glück für mich und unsere Patienten. Nicht »Dienst nach Vorschrift«, sondern ihr Engagement für unseren gemeinsamen Erfolg schätze ich sehr.

Mittlerweile wählt Sarah unsere künftigen Auszubildenden mit aus. Außerdem prüft sie am Oberstufenzentrum der Stadt medizinischen Nachwuchs im praktischen Teil der Abschlussprüfungen.

Herzenssache Ausbildung

»Frau Doktor, können wir am Montag mal über meinen Lohn sprechen? Ich verstehe diesen Monat die Abrechnung nicht und hab dazu mal 'ne Frage.« Diese Bitte äußerte an einem Freitag nach Ende der Sprechstunde Alexandra, meine Auszubildende im zweiten Lehrjahr. Es war im November vor wenigen Jahren.

»Na, klar«, antwortete ich und wünschte ein schönes Wochenende.

Neben unerledigter Praxispost – einigen Papieren wie Kassenanfragen zu Patienten, Versorgungsamtsgutachten, Kuranträgen und Auskunftsersuchen von Versicherungen – hatte ich nun noch eine »Hausaufgabe« mehr im Gepäck. Ich grübelte. Was könnte die junge Frau für eine Frage, für ein Problem haben?

Irgendwo in meinem Unterbewusstsein hatte ich mich in diesem Herbst bei der monatlichen Eingabe der Gehälter am heimischen PC nach der alltäglichen Praxisarbeit schon gewundert, dass Alexandra als Auszubildende des zweiten Lehrjahres netto etwas weniger hatte als Jana, die Neue im ersten Lehrjahr. Aber: Ich ließ den Lohn in meinem Steuerbüro errechnen und bekam die Überweisungslisten und Gehaltsunterlagen von dort stets in bester und handlicher Qualität. Die Abrechnungen hatten immer gestimmt, und wenn ich etwas nicht verstand, was die verschiedenen Abzüge und Umlagen anbetraf, bekam ich fachkundige Auskunft. Auch wenn sich gesetzlich mal wieder etwas geändert hatte, informierte mich das Büro.

Dennoch wälzte ich an diesem Wochenende die Unterlagen. Liegt es an den Sozialversicherungsbeiträgen? Oder der Lohnsteuerklasse? Ich prüfte die Arbeitsverträge. Ich benutzte die aktuellen Formatvorlagen der Ärztekammer und stellte fest, dass eigentlich alles richtig sein müsste. Ich zahle nach Tarif. Alles andere wäre mir auch peinlich.

Meine Lehrlinge und ihre Ausbildung waren und sind mir seit Jahren sehr wichtig. Ich habe seit 1991 zwölf Auszubildende und eine Umschülerin zu Arzthelferinnen oder Medizinischen Fachangestellten ausgebildet. In der Regel bewarben sich junge Mädchen mit dem Abschluss der zehnten Klasse, anfangs auch einige Abiturientinnen, die vor dem Studium »erstmal was Richtiges lernen wollten« (oder von zu Hause aus sollten) und junge Frauen bis Ende zwanzig, die noch einmal eine neue Herausforderung suchten oder über Arbeitsamt oder Rentenversicherer in meine Ausbildungspraxis vermittelt worden waren.

Ich habe solche und solche Auszubildende erlebt. Die meisten waren motiviert, absolvierten ihre Ausbildung mal mit mehr, mal mit etwas weniger Erfolg und gingen anschließend ihren Weg. Von einigen wenigen musste ich mich bereits in der Probezeit trennen.

In der Bewerbungsphase indes erlebte ich über die Jahre einen negativen Trend. In den Neunzigerjahren kamen noch Bewerbungsmappen in die Praxis, die durchweg Zeugnisse mit überwiegend sehr guten und guten Noten enthielten, so dass ich die eher angenehme Qual der (Aus-)Wahl für die ein oder zwei Ausbildungsstellen hatte, die ich regelmäßig in meiner Praxis besetzen wollte. Ein, zwei Jahrzehnte später hingegen wagten sich tatsächlich mehr und mehr Bewerberinnen, Zeugnisse ausnahmslos mit den Noten Drei und Vier in Mathe, Biologie, den anderen Naturwissenschaften und Deutsch einzureichen – und das für einen anspruchsvollen Beruf, der fachliche Kompetenz und eine gute Kommunikation mit dem Patienten verlangt! Manchmal, wenn ich mich doch auf solch eine Bewerbung einließ, gemäß dem Grundsatz: »Jeder hat eine Chance verdient und vielleicht platzt ja noch der Knoten, was das Theoretische anbelangt«, und in der Hoffnung: »Na vielleicht hat sie ja starke praktische Fähigkeiten«, wurde ich dann doch enttäuscht. Hinzu kam, dass es manchen jungen Damen an Allgemeintugenden fehlte.

Wenigstens auf die fachliche Qualität der Berufsausbildung in unserer Branche wollte ich Einfluss nehmen. Seit 2009 arbeite ich daher in einer Kommission der Ärztekammer des Landes Brandenburg, die sich mit den Prüfungen der Medizinischen Fachangestellten befasst. Dabei beraten niedergelassene Ärztinnen und Ärzte, Berufsschullehrerinnen und -lehrer und erfahrene Medizinische Fachangestellte regelmäßig gemeinsam die Plausibilität der theoretischen Fragen und praktischen Übungen, denen sich die Auszubildenden nach drei Lehrjahren zu stellen haben. Regelmäßig werden diese Aufgaben weiterentwickelt und aktualisiert. Und vor allem: In dieser Zusammensetzung nehmen wir die praktischen Prüfungen ab.

Es ist alljährlich im Juni für mich ein besonderes Ereignis, wenn ich im Oberstufenzentrum Frankfurt (Oder) erlebe, wie die jungen Auszubildenden ihre Prüfungssituation bewältigen, bestehend aus »Rollenspiel« zum Praxisalltag und anschließender mündlicher Befragung. Durchgefallen ist bei mir noch niemand. In meinem eigenen Studium an der Universität Rostock hatte mich ein Professor damit zu demotivieren versucht, er könne jedem Medizinstudenten nachweisen, was er *nicht* wisse, und ihn damit durchfallen lassen. Ich bestand die Prüfung bei ihm und alle weiteren im Studium. Auch deshalb will ich heute von den angehenden Medizinischen Fachangestellten vor allem wissen, *was* sie wissen und wie sie in verschiedenen alltäglichen Praxissituationen Patienten helfen oder sich ihnen gegenüber verhalten würden.

Am Montag nach dem besagten Wochenende und nach Praxisschluss suchte ich sofort das Gespräch mit Alexandra.

Sie fragte: »Frau Doktor, was hab' ich falsch gemacht? Voriges Jahr gab's doch in diesem Monat Weihnachtsgeld?«

Ach, daher weht der Wind, dachte ich erleichtert.

»Ich bin mit deiner Arbeit zufrieden«, beruhigte ich sie, »auch in diesem Jahr gibt es wieder Weihnachtsgeld, nur nicht schon im November, sondern im Dezember.«

Die andere Sache wollte ich aber auch geklärt haben. Am gleichen Nachmittag noch griff ich zum Telefon und rief meine Lohnrechnerin wegen der verschiedenen Nettogehälter zwischen erstem und zweitem Lehrjahr an. Sie versprach, sich zu kümmern. Es hatte tatsächlich eine kleine offensichtliche Unlogik gegeben, die im Folgemonat beseitigt wurde. Lohnerhöhungen für Auszubildende waren im Ergebnis von Tarifverhandlungen der Branche nicht richtig übermittelt worden. Der Fehler hatte also außerhalb meiner Praxis gelegen und blieb über die Jahre ein einmaliges Vorkommnis.

Kein Wunschkind

Marie war ein Adoptivkind. Ihre »Eltern« hatten sie mit Liebe und den ihnen zur Verfügung stehenden Möglichkeiten großgezogen. Engen Kontakt pflegte Marie auch zu den Großeltern. Dennoch: Depressionen, Drogen, Schmerzmittelmissbrauch und mehrere abgebrochene Ausbildungen zeichneten ihre Jugend.

Trotzdem gelang ihr nach einer stationären Entzugsbehandlung die Rückkehr in die »Normalität« – was immer das ist; Erwartungen gibt es immer. Marie absolvierte eine Ausbildung in der Altenpflege.

Ihr Können setzte sie perfekt bei der Betreuung ihres Opas ein. Seine Demenz hatte sich immens verschlechtert, so dass die Pflege im Heim unumgänglich wurde. Auch in seinen letzten Stunden kümmerte Marie sich um ihn.

Sie selbst glaubte derweil, ihr Glück gefunden zu haben. Marie hatte einen Mann kennengelernt und wurde seinem achtjährigen Sohn, der im Wechselmodell alle zwei Wochen bei seinem Vater lebte, zur liebevollen Ersatzmama. Marie war Ende zwanzig, ohne eigene Kinder. Sie bekam Unterstützung: Ihre »Mutter« war natürlich für sie da, und ihre »Schwiegereltern« hatten ihr versichert, dass sie immer mit ihren Problemen zu ihnen kommen könne.

Eines Tages saß mir Marie bedrückt in der Sprechstunde gegenüber. Sie berichtete: »Frau Doktor, ich bin schwanger, und mein Freund verlangt, dass ich es wegmachen lassen soll – sonst geht er!«

Ich war wütend. Für ein »fremdes« Kind war sie willkommen – ein eigenes sollte sie nicht haben. Dabei ist der Wunsch nach einem gemeinsamen Kind doch nachvollziehbar, selbstverständlich, die »Krönung« einer glücklichen Beziehung. Ich riet ihr zur Trennung; so viel Egoismus empörte mich.

Marie brachte ihr Kind jedoch nicht zur Welt. Wenig später trennte sich ihr Partner von ihr.

Einige Zeit darauf fand sie einen neuen Lebensgefährten, mit dem sie glücklich ist und vielleicht bald eine Familie gründen wird.

Verständnisvoller Patient

Ein Donnerstagnachmittag im Winter, Spätsprechstunde bis achtzehn Uhr. Sie war und ist eigentlich Werktätigen vorbehalten, worauf unter anderem ein Aushang aufmerksam macht. Trotzdem kamen an diesem Tag so spät – es war schon halb sechs – noch Rentner und »Schein«-Bedürftige. Ich war genervt, das Wartezimmer rappelvoll …

Eine der wenigen Ausnahmen unter den Wartenden war ein älterer Angestellter aus dem öffentlichen Dienst, ein langjähriger Patient. Vor drei Jahren war er schwer an Krebs erkrankt, aber zurückgekehrt ins Leben und nach dem Hamburger Modell schrittweise auch wieder ins Berufsleben. Er wollte wieder arbeiten! Und auch heute kam er nicht, um einen Krankenschein abzuholen, sondern um nach der Arbeit seinen aktuellen Gesundheitsstatus und neuste Befunde mit mir zu besprechen.

Am Ende unseres Gesprächs kamen wir noch kurz auf die Situation im Wartezimmer zu sprechen. Ich wähnte ihn beim Hinausgehen, wandte mich schon wieder meinem PC zu, um eine Notiz zu machen, und warf seufzend hin: »Trösten Sie mich mal …«

Plötzlich spürte ich von hinten eine Umarmung und erschrak.

»Na, so hatte ich das nicht gemeint …«, wies ich ihn lachend, aber bestimmt zurück.

Er entschuldigte sich.

Durch die Blume gesagt

Eines Vormittags 2004, mitten im turbulenten Praxisbetrieb, reichte mir die Schwester von der Anmeldung einen riesigen, wunderschönen Blumenstrauß in mein Sprechzimmer. Ein Fleurop-Bote habe ihn vorbeigebracht, so ihre Antwort auf meinen fragenden Blick.

Am Strauß steckte ein Kärtchen. Ich erlag sofort meiner Neugier und las: »Hiermit hoffe und wünsche ich Eintritt in ihre Praxis zu erlangen.« Darunter stand ein Name, den ich eigentlich aus meiner Patientenschar kannte.

Ich stutzte, war überrascht und fragte nach.

Die Aufklärung ergab, die Ehefrau des Patienten wurde schon lange in meiner Praxis behandelt. Als ihr Mann dann auch und erstmals bei der Anmeldung gestanden hatte, war er auf eine Auszubildende getroffen, die noch nicht mit allen Namen der »Stammpatienten« vertraut war. Er wurde abgewiesen. Dies war kein böser Wille, sondern der Tatsache geschuldet, dass ich mit einer vierstelligen Patientenzahl pro Quartal allein ziemlich am Limit war.

Als selbstbewusster Mann gab er sich mit der Zurückweisung nicht zufrieden und landete seinen zweiten Versuch – als Blumengruß! Ehrlich gesagt, ich schämte mich.

Natürlich gehört der Mann seitdem zu *meinen* Patienten. Inzwischen sechsundachtzigjährig, am Stock gehend, aber noch selbstbestimmt, lebt er mit seiner Frau in dem Wohngebiet, in dem meine Praxis liegt.

Gemäß den gesetzlichen Vorgaben sowie den Richtlinien der Kassenärztlichen Vereinigung habe ich die wohnortnahe Versorgung der Patienten an meinem Niederlassungssitz zu sichern. Siebenundneunzig Prozent meiner Patienten waren und sind »Kassenpatienten« – gehören also den gesetzlichen Krankenkassen an. Damit habe ich mehr als voll zu tun, sind doch außerdem neben den Sprechstunden noch die Hausbesuche bei den schwerkranken, in ihrer Bewegung eingeschränkten und hochbetagten Patienten zu leisten. Nicht wenige davon leben, bedingt durch Umzug, über die ganze Stadt verteilt oder in den Ortsteilen außerhalb der Stadt. Hinzu kommt die laufende Betreuung von Patienten in den Pflege- und Seniorenheimen.

Auf einem anderen Blatt steht da das Recht des Patienten auf freie Arztwahl. Oder der Umstand, dass mir die gesetzlichen Krankenkassen nicht selten zum Ende des Quartals meine Vergütung kürzen, wenn ich »mein Budget«, das mir zentral verordnete Leistungsvolumen überschritten, also »zu viele« Patienten behandelt habe. Widersprüche, die die Politik in unserem Lande über die Jahre nie gelöst bekommen hat!

Eine andere Seite des Problems besteht aber auch in dem oft unverhältnismäßigen Anspruchsverhalten von Patienten. Dass die Deutschen in Europa am meisten zum Arzt gehen, wie verschiedene Statistiken immer wieder aussagen, ist gewiss fragwürdig und macht sie nicht gesünder.

Und: Der Hausarzt ist nicht für alle Probleme des Alltags zuständig …

»Wunschzettel«

In meiner täglichen Geschäftspost- und Befundmappe fand ich Ende 2020 einen ungewöhnlichen, weil handgeschriebenen Brief, eine DIN-A4-Seite lang. Verfasst hatte ihn Edith Hermann. Die Fünfundachtzigjährige wohnte inzwischen im Betreuten Wohnen. Vor fünf Jahren hatte ich mich im Rahmen der SAPV um ihren Mann gekümmert. Frau Hermann hatte ihn liebevoll umsorgt, solange es ihre eigene Gesundheit und Kraft zuließen. Seine letzten Stunden verbrachte ihr Mann im Hospiz, begleitet von seiner Familie.

Nun erinnerte sich Frau Hermann meiner. Ihr Schwiegersohn, der sich jahrelang um sie als Hausarzt gekümmert hatte, war bereits zwei Jahre im Ruhestand. Seine Tochter und mein großer Sohn waren auf dem Gymnasium in die gleiche Klasse gegangen. Mein Mann und ich mochten sie sehr; bis heute sind die Kinder in Kontakt. Jedes hat inzwischen seine Familie gegründet.

Frau Herrmann suchte also nach einer neuen Hausärztin. Die junge Nachfolgerin in der Praxis meines Kollegen tat bestimmt das ihr Mögliche – für Frau Hermann aber war es wohl unzureichend, wie ich ihren Zeilen entnahm. Ihre Kinder hatten die Bitte nach mir abgewehrt: Frau Dr. Döschers Praxis sei schon überlastet. Also sah Edith Hermann nur einen Weg: »Versuch macht klug. Ich schreibe einen Brief, ich habe nichts zu verlieren.«

Gerührt von ihrer Bitte, konnte ich selbstverständlich nur antworten: »Natürlich werde ich mich um Sie kümmern.« Mehrere Gründe ließen gar keine andere Entscheidung zu: Die Wertschätzung gegenüber meinem ehemaligen Kollegen und seiner Familie, dazu die Erfüllung eines Wunsches – kurz vor Weihnachten.

Kalter Hund

Überraschung an einem schönen Frühsommertag. Ein Mann im besten Alter, der schon länger Patient bei mir war, betrat verschmitzt lächelnd mein Sprechzimmer. Vor sich her trug er einen größeren Teller, der in kühlende Alufolie eingeschlagen war.

»Hallo Frau Doktor, na, was denken Sie, was ich Ihnen heute zum Kaffee mitgebracht habe?«, fragte er nach der Begrüßung.

»Na, wenn's zum Kaffee ist, wahrscheinlich Kuchen!?«

»Ja, aber was für einen?«

»Darf ich schauen?«

Er nickte.

Ich sah nach und entdeckte einen Laib mit markanter dunkelbrauner Glasur. »Ah, Kalter Hund«, lachte ich. »Und den haben Sie gemacht?«

»Ja«, strahlte er stolz über das ganze Gesicht.

Wir hatten uns unlängst über die Vorlieben unserer Kindertage unterhalten und mit welch einfachen Dingen uns unsere Großmütter und Mütter zum Kindergeburtstag und zu anderen Festen erfreut hatten. Dabei war die Rede auch auf Kalten Hund gekommen, wie hierzulande das süße Schichtwerk aus Butterkeksen und Kakao-Kokosfett-Creme genannt wird. Ich hatte erwähnt, dass das schon lange keiner mehr für meine Familie zubereitet hatte. Mein Patient indes hatte sich als Fan des süßen Nachwerks geoutet, der auch noch wisse, wie dessen Zubereitung gehe.

Es blieb über die Jahre nicht aus, dass mir Patienten wie an diesem Tag ihre Dankbarkeit mit kleinen Aufmerksamkeiten und Geschenken bekundeten – auch wenn ich immer wieder bestimmt, aber höflich abwehrte: »Das ist doch nicht nötig, ich mach doch nur meine Arbeit.«

Einige Patienten zeigten sich dann sehr erfinderisch, indem sie ihre Präsente für mich bei den »Schwestern«, den Arzthelferinnen beziehungsweise den MFA, abgaben, so dass ich sie schwerlich direkt ablehnen konnte. Oder sie erkundigten sich, welche Blumen ich mag, was ich lese oder gar, welchen Wein ich gern trinke. Große Freude – auch bei mir – kam vor allem dann auf, bedachten Patientinnen und Patienten mit ihrem Dank ebenso meine MFA und auch die Auszubildenden, somit das gesamte Praxisteam.

Zweifellos ist die Übergabe von Geschenken an einen de facto öffentlichen und zudem sozialen Dienstleister nicht ohne. Vorteilsnahme und Vorrang in der Behandlung, also Bevorzugung Einzelner werden in diesem Zusammenhang rasch vermutet. Für meine Praxis wies ich solche Versuche strikt zurück. Sie kamen selten vor und wenn, dann von Patienten aus Kulturkreisen, die es aus ihrer alten Heimat gewohnt waren, mittels Bakschischs, kleineren oder größeren Scheinen, ein Problem schneller oder überhaupt lösen zu müssen.

Nein, es waren überwiegend die Kleinigkeiten, Blumen, Konfekt, liebevolle Bastelleien, gar Gehäkeltes wie Topflappen, auch Eier sowie Obst und Gemüse aus dem eigenen Garten, bereits geputzte Waldpilze oder an heißen Sommertagen Eis, mit denen Patienten in der Praxis überraschten und Danke sagten. Besonders die sehr persönlichen, oft handgeschriebenen Zeilen zu Weihnachten und um den Jahreswechsel berührten mich sehr. Sie drückten ein tiefes Vertrauensverhältnis vor allem langjähriger Patienten zu mir und meiner Praxis aus.

Was geschah an dem schönen Frühsommertag nun mit dem Kalten Hund? Dankbar schnitt ich meinem Patienten eine Scheibe ab und gab sie ihm mit.

Kaum hatte er mein Sprechzimmer verlassen, griff ich erneut zum Messer und teilte den Kuchen. Eine Hälfte ging an mein Praxisteam, die andere nahm ich mit nach Hause. Dort wusste ich einen Mann zu überraschen, der von diesem Naschwerk aus Kindheitstagen öfters geschwärmte hatte. Zufällig hatte er zudem Geburtstag.

Wie heißt es doch so schön: »Die besten Geschenke sind die, die …«

Die Leiden einer Neunzigjährigen

Im Jahr 2016 kam Anna, eine hochbetagte, rüstige Dame als neue Patientin zu mir in die Sprechstunde. Die Neunzigjährige war zuvor jahrelang bei einer Kollegin in Behandlung gewesen, die ihre Praxis altersbedingt und ohne einen Nachfolger zu finden aufgegeben hatte. Ich wurde Annas neue Hausärztin, das gebot schon der Respekt vor ihrem Alter.

Anna litt unter Herzrhythmusstörungen, ihr war daher ein Herzschrittmacher implantiert worden. Außer gewissen Einschränkungen, die ein so hohes Alter mit sich bringt, hatte Anna keine weiteren schwerwiegenden Erkrankungen. Sie suchte meine Sprechstunde recht selten auf. Als sie wieder einmal da war, machte ich sie darauf aufmerksam, dass die Funktion des Herzschrittmachers einer regelmäßigen Kontrolle bedürfe. Sie wehrte ab: »Nein, alles bleibt, wie es ist! Wenn's passiert, passiert's …«

Eines Tages bat Anna mich zum Hausbesuch. Wie sich herausstellte, hatte sie akut nichts. Die Herzgeschichte wiegelte sie erneut ab. Sie bot mir Kaffee und Kuchen an und suchte das Gespräch. Ich ahnte, dass Anna etwas anderes auf dem Herzen lastete. Ich spürte es, als sie die Stimme senkte. Vorsichtig, schluchzend und stockend, berichtete sie.

Es geschah im Frühjahr 1945, am Kriegsende. Sie war achtzehn. Die Russen waren über die Oder gekommen. Alle Mädchen und Frauen ihres Bauernhofs hatten sich auf dem Heuboden der Scheune versteckt. Plötzlich hörten sie Schüsse über das Gehöft hallen, dazu heftige Wortwechsel und Befehle auf Russisch.

Als die Russen drohten, die Scheune anzuzünden, verließen Anna und die anderen Mädchen und Frauen notgedrungen ihr Versteck. Sie wurden auf dem Hof zusammengetrieben. Ihre Mutter wurde ins Haus abgeführt und musste mit anse-

hen, wie der Bauer, der ihr Mann und zugleich Annas Stiefvater war, von den Russen erschossen wurde. Annas Mutter hatte dabei ihr jüngstes Kind, Annas zweijährige Schwester, auf dem Arm. Nach der Exekution griffen sich die Russen Anna und ihre Mutter und vergewaltigten sie. Beide sprachen später nie darüber, wollten vergessen …

Erst jetzt erzählte Anna mir davon und offenbarte ihr Trauma vom Kriegsende. Nahmen sie die Erinnerungen zu sehr gefangen, brach sie ab. Oder sie suchte nach passenden Worten für das so schwer Schmerzende. Das Unsagbare stand in ihren Augen.

Annas Geschichte hatte ich hier, im Osten Brandenburgs, so ähnlich schon öfter gehört. Sie hatte ihre mit mir nun geteilt …

Psychologische Hilfe hatte ihre Generation nur in den seltensten Fällen erfahren.

Bedrückt fuhr ich nach Hause.

Die andere Geschichte

Ende 2020 stand nach längerer Zeit wieder einmal ein Hausbesuch bei Herrn Ziel, einem meiner betagtesten Patienten an. Erfreut begrüßte er mich und erklärte stolz: »Frau Doktor, stellen Sie sich mal vor: Ich bin jetzt schon 91!«

»Was Sie da schon alles erlebt haben …«, erwiderte ich bewundernd und neugierig zugleich.

Kaum hatte ich dies gesagt, setzte sein Bericht ein. Unvermittelt erzählte mir der alte Frankfurter, hier geboren, vom Ende des Krieges in unserer Heimatstadt. Im Februar 1945 war er gemeinsam mit seinen zwei jüngeren Brüdern und seiner Mutter zur Evakuierung am Frankfurter Bahnhof in einen Güterzug verfrachtet worden. Mit im Waggon untergebracht waren Schwestern vom »Spittel«, wie im Volksmund das Georgenhospital genannt wurde. Zu der Zeit diente es als Kriegslazarett. Drei Tote, notdürftig mit einem Tuch bedeckt, haben neben dem Gleis gelegen, erinnerte sich Herr Ziel bewegt. Ein Anblick, den er nie vergessen werde, ebenso den traurigen Ausspruch einer alten Frau: »Wir werden Frankfurt nie wiedersehen …«

Ihr Zug fuhr Richtung Neuruppin; im nahen Netzeband kamen sie unter.

Wochen später klopfte es derb an der Tür. Ein russischer Offizier stand davor und fragte barsch: »Du Frau, wo ist dein Mann?«

»An der Front – vermisst. Ich bin mit meinen drei Kindern hier alleine«, flüsterte sie ängstlich. Sicher hatte sie im Kopf, was alles Schreckliches über die Russen erzählt wurde.

»West- oder Ostfront?«, hakte der Offizier in schneidendem Ton nach.

»West…«

»Du Frau hast schweres Los, hier hast du fünfzig Mark.«

Er steckte ihr einen Alliiertengeldschein zu und befahl freundlich: »Kaufe für deine Kinder!«

Diese Episode, so Herr Ziel, sei später im Familien- und Bekanntenkreis oft erzählt worden, kam die Rede auf *die Russen*. Dann hieß es immer: »Das gab es auch!«

Wochen später wurde der junge Ziel nach Frankfurt zurückgeschickt, um zu schauen, was aus der Wohnung und seinem ältesten Bruder, der zum Kriegsende noch als Flakhelfer dienen musste, geworden war. Bis Berlin konnte er noch im Zug fahren; den Rest der Strecke bis Frankfurt bewältigte er in einem dreitägigen Fußmarsch, gemeinsam mit einem siebzehnjährigen Mädchen aus der Verwandtschaft. Unterwegs schliefen die Jugendlichen in Baracken oder Schuppen. Ein Bauer gab ihnen Suppe.

Immer den Bahnschienen folgend, erreichten die beiden schließlich die Heimatstadt. In der Wohnung der Ziels lebten inzwischen andere Menschen, die nicht bereit waren, den jungen Leuten persönliche Dinge ihrer Familie herauszugeben.

Die Suche nach dem vermissten Bruder gestaltete sich schwierig. Aber nach langem Durchfragen traf er tatsächlich jemanden, der informiert war und die traurige Nachricht überbrachte, dass der Bruder gefallen sei – mit siebzehn Jahren, in Berlin.

Zurück in Netzeband konnte er der Mutter nicht sofort diese Botschaft überbringen. Später erst hatte er die Kraft dazu.

Nach dem Fall der Berliner Mauer fand mein Patient auf einem Soldatenfriedhof in Westberlin eine Emaille-Plakette mit den Daten seines Bruders: »Geboren 1928 – Gestorben 1945«

Dessert zum Hausbesuch

Eine Situation, in der ich häufig schmunzeln muss: Mein Handy klingelt. Auf dem Display erscheint in aller Deutlichkeit der Name JOHANNA. Ohne abzunehmen, weiß ich längst, welche energische Frage ich sogleich hören werde: »Wann kommst du?« So ist es – fast jedes Mal.

Nicht, dass alle Patienten meine Handynummer erhalten, nur die SAPV-Patienten und andere schwere oder akute Fälle. Und eben ganz besondere. Dazu gehört Johanna, die außerdem eine der wenigen ist, mit denen ich mich duze.

Johanna war 2017 zu mir gekommen, als ihre langjährige Hausärztin ihre Tätigkeit beendete. Vier Kinder hatte meine Kollegin großgezogen und nach 1989 den Weg zur Gründung einer eigenen Praxis nicht gescheut. Natürlich gönnte ich ihr nun die Zeit für sich und die angenehmen Dinge des Lebens: Singen im Chor, eine zahlreiche Enkelschar, einen neuen Partner … Leider hatte sich für ihre »verlassenen« Patienten kein neuer Hausarzt gefunden; sie mussten sich neu orientieren.

So landete auch Johanna bei mir. Da ihre kleine Plattenbauwohnung in unmittelbarer Nähe meiner Praxis liegt, war ihr Schritt naheliegend. Ich kannte Johanna schon, seit unsere Söhne in den Neunzigerjahren die Frankfurter Musikschule besucht hatten. »Immer große Klappe« – so hatte ich sie erlebt. Ich war skeptisch. Aber sie wickelte mich schnell um den Finger. Eine Einladung zu ihr zum Essen konnte ich nicht ablehnen. Und es dauerte nicht lange, da entwickelten sich regelmäßige Hausbesuche, die stets von der telefonischen Anfrage »Wann kommst du?« eingeläutet wurden, zu einem festen Ritual zwischen uns.

Johanna stammt aus Russland, wo sie ihre Kindheit verbrachte, gemeinsam mit zwei Geschwistern. Beide wurden

Berufsmusiker. Johannas Schwester spielt die erste Geige am Universitätsorchester Tel Aviv in Israel. Der Bruder hatte als Geiger und Pianist in Jekaterinburg musiziert. Bis zu jenem schicksalhaften Abend: Unmittelbar nach einem Konzert war er einem Herzinfarkt erlegen. Das Publikum hatte noch applaudiert, aber er kam nicht mehr auf die Bühne, um sich zu verbeugen. Als der Mutter die Nachricht vom Tod des Sohnes übermittelt wurde, erlitt auch sie einen Infarkt und verstarb.

Ihren Mann hatte Johanna kennengelernt, als dieser ihre Heimat als Tourist besuchte. Sie folgte ihm in unser Land und arbeitete nachmittags als Hortnerin in der täglichen Betreuung von Grundschulkindern. Ihre beiden Söhne lernten Klavier spielen. Obwohl sie sehr gute Pianisten wurden, machte keiner die Musik zum Beruf.

Inzwischen ist Johanna verwitwet. Bei meinen regelmäßigen Besuchen verwöhnt sie mich mit köstlichen Speisen der russischen Küche. Noch zauberhafter aber ist ihr Dessert: Klaviermusik nur für mich! Johanna übt – ich genieße, *Für Elise* oder *Die Kleine Nachtmusik*, Beethoven, Mozart, dazu Schubert, Liszt, Chopin – Johannas Repertoire ist unerschöpflich.

Danach gibt es Kaffee und Kuchen und/oder Eis.

Bis 2019 fuhren wir gemeinsam an einem Nachmittag im Sommer zum Helenesee – nie ohne ihre Hängematte! Ja, so können Hausbesuche ablaufen. Aber diese sind schon etwas Besonderes. Auch Zeit, in der man selbige vergisst …

Seit 2020 nahm die Durchblutungsstörung von Johannas Beinen rapide zu. Sie musste operiert werden. Zudem sollte sie mit dem Rauchen aufhören – keine leichte Übung! Regelmäßig stelle ich nun auch ihre Medikamente für drei Wochen im Voraus bereit. Allein behält sie nicht den Überblick; einen Pflegedienst, der sie betreut, möchte sie nicht.

»Tonja ist weg ...«

Tonja war vierunddreißig Jahre jung, als sie meine Praxis aufsuchte. Sie klagte über Husten. Sie hatte in ihrem Leben nie geraucht, aber bei der Suche nach den Ursachen ihrer Beschwerden stellte sich ein Lungenkrebs heraus.

Es folgte die Behandlung mit einer Chemotherapie. Tonja kam weiter in meine Sprechstunde. Sie zeigte nie Trauer und jammerte auch nicht, obwohl beispielsweise ihre Haut unter der Chemo- und Antikörpertherapie schlimm aussah. Ein Jahr nach der Diagnose fragte sie mich, ob sie nicht wieder arbeiten gehen könne. Sie war Krankenschwester in einem ambulanten Pflegedienst. Als Tonja schwächer wurde, besuchte ich sie zu Hause. Wolodja, ihr Ehemann, von dem sie in Trennung gelebt hatte, war wieder bei ihr und ihrer achtzehnjährigen Tochter eingezogen. Er kümmerte sich rührend um seine Frau, spritzte ihr die Schmerzmittel und massierte sie. Inzwischen bekam Tonja Sauerstoff. Sie quälte sich sichtlich.

Dann erfolgte eine erneute Computertomografie; das Ergebnis mochte sie nicht wissen: »Ausdrücklich nicht!« Der Onkologe sagte mir: »Keine Chance ...«

Regelmäßig besuchte ich Tonja weiter. Inzwischen waren auch ihre Mutter und Schwester aus Russland eingetroffen.

An einem Morgen zwischen Weihnachten und Silvester 2011, mein Mann und ich frühstückten gerade mit Gästen, rief mich Wolodja an und sagte: »Tonja ist weg...«

»Wie? Wie weg?«

»Na gestorben ...«

In den folgenden Stunden gab es noch einige Verwicklungen, weil ein orthodoxer Geistlicher aus Polen kommen sollte, die Beerdigung aber in kurzer Zeit stattfinden musste. Schließlich konnte sich die große Familie russischer Aussiedler aber doch versammeln und von Tonja Abschied nehmen.

Schein und Sein

Es war im Jahr 2014, als Maya Niemeyer, eine junge Polin, meine Praxis erstmals aufsuchte. Sie war erst sechsunddreißig Jahre alt, aber schon Witwe. Ihr Mann war Anwalt gewesen und hatte sich sechs Jahre zuvor das Leben genommen.

Frau Niemeyer erzählte mir von ihrem gemeinsamen sechzehnjährigen Sohn, der bei ihr lebe und ihr »Lichtblick« sei. Auf die Frage, ob sie wieder einen Partner habe, antwortete sie: »Ja, einen Busfahrer.« Und finanziell sei sie gut abgesichert, erzählte sie mir gleich weiter, sie müsse nicht arbeiten, mache viel Sport und ernähre sich gesund.

So saß Frau Niemeyer mir bei unserer ersten Begegnung gegenüber: vital, blond und sehr hübsch.

Doch in den folgenden Jahren kam sie wiederholt aufgeregt zu mir. In größeren Abständen erlebte sie Symptome, die ihr zu schlimmsten Befürchtungen Anlass gaben. Meistens konnte ich herausfinden, dass keine schwerwiegende Erkrankung vorlag. Vielmehr vermutete ich, dass Frau Niemeyer psychosomatische Störungen quälten.

Einige Konsultationen und weitere Jahre später brach es unvermittelt aus ihr heraus: »Mein Mann war nicht gut zu mir, er hat mich geschlagen, mir kein Geld gegeben. Ich war nicht versichert in Deutschland. Zum Arzt musste ich nach Polen gehen, auch mit dem Kind, ohne Geld … Und«, schluchzte sie weiter, »er ist ins Bordell gegangen. Zu Hause musste ich bei dem Jungen im Kinderzimmer schlafen. Die Kollegen haben gesagt, er war schizophren – auf Arbeit immer freundlich und unauffällig, zu Hause Katastrophe …«

Polnische Pflege

Zweimal täglich riefen sie einander an. Morgens acht Uhr meldete sich Luise bei ihrer Freundin Ursula. Abends um sechs rief diese zurück und berichtete vom Tage. Viele Jahre ihres Berufslebens hatten beide als Krankenschwestern im Bezirkskrankenhaus Frankfurt (Oder) gearbeitet. Ihre Freundschaft vertiefte sich, nachdem sie nacheinander ihre Ehemänner verloren hatten. Sie trafen sich zum Schwatz, reisten gemeinsam, teilten Freud und Leid, waren sich nah.

Luise kam regelmäßig in meine Sprechstunde. Bluthochdruck und ein chronisches Rückenleiden mussten behandelt werden.

Gern besuchte sie ihre Tochter Uta in der Schweiz. Sie war auch Krankenschwester geworden. Nach der Wende hatte es Uta in unser Nachbarland verschlagen. Dort kümmert sie sich seither in einer großen Klinik für Lungenkrankheiten um Raucher, die keine bleiben sollen. Nikotinstopp und der Weg dahin sind zu ihrer Berufung geworden. National und international ist ein Netzwerk entstanden – auch durch Utas Engagement –, das für Deutschland beispielhaft sein könnte. Während hierzulande Alkoholabhängigkeit als Krankheit eingestuft ist und vieles für die Betroffenen getan wird, müssen Nikotinabhängige Angebote für den Weg zur Abstinenz mit der Lupe suchen.

Ich lernte Uta nach Weihnachten 2012 kennen, als sie ihre Mutter zu mir in die Praxis begleitete. Luise war der Festtagsbraten buchstäblich im Halse stecken geblieben. Ich konnte nichts machen und schickte sie auf der Stelle ins Krankenhaus. In der Notaufnahme wurde eine Gastroskopie durchgeführt, und das Stück Weihnachtsgans konnte aus der Speiseröhre entfernt werden. Vier Jahre später erfolgte bei Luise wegen Herzrhythmusstörungen eine Katheterablation. Bei diesem Eingriff kam es zum Schlaganfall und zu Atemstörungen, die eine Beatmung über einen Luftröhrenschnitt erforderlich machten. Von diesen Komplikationen berichtete mir Luises Freundin Ursula, als ich sie zufällig traf.

Ehrlich gesagt, hatte ich wenig Hoffnung. Aber Luise kämpfte sich zurück. Die Beatmung konnte beendet werden. Und: Sie lernte wieder gehen und sprechen.

Trotzdem war nichts mehr wie vorher, die Wohnung in der dritten Etage nicht mehr erreichbar. Tochter Uta managte alles: eine neue Wohnung in einem Haus mit Aufzug und eine polnische Pflegekraft rund um die Uhr. Katharzyna bezog ein eigenes Zimmer in Luises Wohnung. Sie freute sich über die Nähe zu ihrem Heimatland, ging über die Stadtbrücke nach Słubice zum Einkaufen und zum Gottesdienst.

Das Modell funktionierte perfekt. Wollte Katharzyna Urlaub machen und ihre Familie sehen, kam ihre Schwester Magda und kümmerte sich um Luise.

Diese »Betreuungsform« begegnete mir hier zum ersten Mal. Bei meinen Hausbesuchen erlebte ich, wie sich eine familiäre Atmosphäre entwickelte, ein Beispiel besonderer deutsch-polnischer Verbundenheit und Freundschaft.

Auch wenn Uta ihre Mutter so oft wie möglich besuchte, machte die Entfernung von über eintausend Kilometern ihre Reisen nach Frankfurt zur Herausforderung. Doch dank easyJet und moderner Kommunikationstechniken gestaltete sich der familiäre Kontakt bewundernswert – bis zum Schluss.

Als Luise die Kräfte mehr und mehr verließen und der Tod nahte, gelang es Uta, rechtzeitig nach Frankfurt zu kommen. Sie hielt Wort. »Ich werde da sein«, hatte sie ihrer Mutter versprochen.

Scheidung

Ingo Schmidt, mittleres Alter, kam in großen Abständen in meine Praxis. Er arbeitete auf einer Bohrinsel in der Nordsee. Durchfall plagte ihn immer wieder, und nachdem eine symptomatische Behandlung keine Besserung brachte, riet ich dringend zu weiterführender Diagnostik. »Keine Zeit«, erhielt ich mehrmals zur Antwort und 2011 dann: »Ich muss arbeiten, wir haben ein neues Haus gebaut, und meine Frau erwartet Zwillinge.«

Ein Jahr später. Erheblich an Gewicht verloren und nun doch in Sorge, ließ Schmidt sich ins Krankenhaus einweisen. Meine Kollegen stellten weit fortgeschrittenen Darmkrebs fest. Es folgten Operation und Chemotherapie.

Unglücklich mit der Situation, hilflos und aggressiv gegenüber seiner Frau Nadja, spitzte sich die häusliche Situation zu. Ich besuchte die Familie. Die Zwillinge, zwei inzwischen ein Jahr alte Jungen, hüpften fröhlich umher und hielten ihre Mutter auf Trab.

Im Gespräch unter vier Augen offenbarte mir Nadja: »Ich lasse mich scheiden. Ich ertrage das Leben mit meinem Mann nicht mehr!« Behutsam erklärte ich ihr die begrenzte Lebenserwartung ihres Partners. Diese Entscheidung musste nicht gefällt werden.

Das Schicksal trennte sie bald.

In dem Haus wohnen heute andere Menschen. Nadja lebt mit einem neuen Mann zusammen. Ihre Jungs gehen mittlerweile zur Schule.

Ehe im Altersheim

Ich wurde zu einem hochbetagten Patientenehepaar gerufen, das aus Berlin in ein Altersheim unserer Stadt umgezogen war. Der Ehemann empfing mich und zeigte mir stolz – und wie er betonte – *sein* neues Quartier.

Ich war verwundert.

Auf Nachfrage erfuhr ich, dass beide Ehepartner separate Einzelzimmer bewohnten – in verschiedenen Etagen des Heims.

»Es ist wohl noch kein Doppelzimmer frei?«, erkundigte ich mich weiter.

Der Mann entgegnete mir, ohne mit der Wimper zu zucken: »Frau Doktor, fünfzig Jahre sind genug …«

Diamantene Hochzeit

Im Februar 2021 las ich in unserer Lokalzeitung, dass Frau Rynowski verstorben war.

Eine Erinnerung wurde wach. Im März 2012 hatte ich ihren Mann das erste Mal als SAPV-Patienten besucht. Er litt an fortgeschrittenem Darmkrebs und wurde wegen seines hohen Gewichtsverlustes über einen Port künstlich ernährt.

Während unseres angenehmen Gesprächs bei Tee und Gebäck erteilte er mir einen klaren Auftrag: »Frau Doktor, im Juni möchte ich mit meiner Frau unsere Diamantene Hochzeit feiern. Bis dahin müssen Sie mich *durchbringen*!«

Alle an der Versorgung des Mannes Beteiligten gaben ihr Bestes. Seine Ehefrau war oft traurig, dass er kaum Appetit hatte und so wenig aß. Dabei gab sie sich solche Mühe, kochte seine Lieblingsspeisen. Er konterte trocken: »Hab doch die ganze Nacht ›gegessen‹.« Die künstliche Nahrung wurde ihm nachts wie eine Infusion zugeführt, damit er am Tage noch einigermaßen mobil sein konnte.

Zur großen Familienfeier im Juni erhielt ich eine Einladung des Paares; ich sollte auch meinen Mann mitbringen. So richtig froh waren wir beide nicht, aber absagen? Das kam auch nicht infrage.

Deutlich von seiner Krankheit gezeichnet, aber stolz, hielt der diamantene Bräutigam eine kleine Rede – die ganze Familie, einschließlich der Urenkel, war versammelt. Wir verabschiedeten uns nach dem Essen.

Zwei Monate später verstarb Herr Rynowski. Er hatte etwas mehr als sein Ziel erreicht …

Jakobsweg

»Zehn Kilo habe ich schon abgenommen – nach der Methode Intervallfasten«, berichtete mir Petra eines Tages stolz.

Ich kannte sie schon viele Jahre vom Spiel in unserer Theatertruppe. Seit 2003 schenkt mir dieses Hobby in besonderer Gemeinschaft viele schöne Momente. Wir kommen aus verschiedenen Berufen, sind fünfzehn bis achtzig Jahre alt, überwiegend weiblich und lieben die Herausforderung für Körper und Geist. Einige meiner Mitspielerinnen und Mitspieler sind über die Jahre auch meine Patienten geworden.

Petras Krankenakte war schon gefüllt. 2014 hatte sie einen Herzinfarkt erlitten und sich einer Bypass-Operation unterziehen müssen. Obwohl es ihr gelungen war, mit dem Rauchen aufzuhören, wurde 2016 ein Eingriff an den Beingefäßen erforderlich. Verengungen hatten zur sogenannten Schaufensterkrankheit geführt: Schmerzen zwangen Petra nach kurzen Gehstrecken immer wieder, stehen zu bleiben. Alles ging gut. Im Folgejahr wanderte sie sogar mit zwei Freundinnen auf dem Jakobsweg nach Santiago de Compostela.

Über die gewollte Gewichtsabnahme freute ich mich nun mit ihr. Doch wenig später berichtete Petra über Schluckbeschwerden. Tatsächlich hätten diese schon länger Probleme gemacht, aber der Mensch hofft … Meine dadurch ausgelöste Befürchtung, dass der Gewichtsverlust andere Ursachen haben könnte, wurde durch weitere Untersuchungen bestätigt. Petra litt an Speiseröhrenkrebs. Die Ärzte im Klinikum machten ihr Mut, nach Radio- und Chemotherapie sollte operiert werden.

Bald konnte Petra nur noch flüssige und pürierte Kost zu sich nehmen und magerte beängstigend ab. Die aggressive Therapie beeinträchtigte sie so stark, dass nur die Bestrahlung erfolgen konnte. Vor der geplanten Operation wurde erneut eine Computertomografie durchgeführt. Ich erhielt eine Nachricht auf meinem Handy. »Etwas ganz Schlimmes ist passiert!«, schrieb Petra. In ihrer bis dahin gesunden Leber hatten sich Metastasen gebildet.

Auch wenn ich ähnliche Krankheitsverläufe schon oft erlebt hatte, ging mir diese Situation besonders nah. Kurz zuvor hatte Petra mit einundsechzig Jahren die Fahrschule, die sie mit ihrem Mann jahrelang geführt hatte, aufgegeben. Als Angestellte wollte sie nur noch ein paar Stunden die Woche Fahrschülern ihr Wissen vermitteln. Vorbei.

Nur neun Monate nach Diagnosestellung verstarb Petra zu Hause, auf ihrer Couch. Ehemann, Enkeltochter und Freunde hatten sie bis zuletzt umsorgt. Den Sohn hatte das Paar schon früh verloren, eine andere Geschichte …

Auf der Trauerfeier war unsere Theatergruppe vollständig – unsere letzte Verbeugung vor Petra.

Schöne Verwechslung

Ein Donnerstag im Frühjahr 2014, gegen halb elf. Es klopfte an der Tür der Praxis.

Ich fühlte mich gestört, denn am Donnerstag beginnt meine offizielle Sprechzeit eigentlich erst um eins, wie für jedermann unter anderem an der Praxisbeschilderung nachlesbar ist. Davor nutze ich die Zeit meist für die Bearbeitung von »Papierkram«.

Ich öffnete trotzdem, es konnte ja etwas Dringendes sein.

Vor mir stand ein gesetzter fremder Herr. Er sagte: »Doktor Schön schickt mich.«

Doktor Schön war ein älterer Kollege, der seine Praxis schwer erkrankt aufgeben musste. Ich war ihm seit DDR-Zeiten sehr verbunden, hatte er doch als damaliger Kreisarzt meinen Facharztwechsel befürwortet.

Also bat ich den neuen Patienten herein. Wir besprachen seine Belange, ich nahm ihm Blut ab und stellte fest: ein angenehmer Mann. Ich erfuhr, dass er bis zur Rente als Sportlehrer Kinder und Jugendliche an Frankfurts bekannter Sportschule unterrichtet und trainiert hatte.

Da steckte Schwester Regina plötzlich den Kopf durch die Tür und fragte etwas. Der Patient blickte ihr nach … Dann schaute er wieder zu mir und erkundigte sich: »War das Frau Doktor?«

»Nein, die bin ich …«, erwiderte ich und schmunzelte.

Einbruch

»Frau Doktor, Frau Doktor, in ihre Praxis ist eingebrochen worden!« Der aufgeregte Anruf erreichte mich an einem sommerlich-heißen Mittwochabend im August 2014. Es war kurz vor halb sechs, und ich war gerade von meiner Hausbesuchstour heimgekommen. Am Telefon hatte ich meine Zahnärztin. Ihre Praxisräume liegen in unserem Ärztehaus genau unter den meinen.

»Komm, wir fahren zusammen hin«, rief mein Mann, Ohrenzeuge des Gesprächs.

Das Bild am Ort des Geschehens war eindeutig und erschreckte mich. Die Flurtür zu meinem Praxisbereich stand zwei Handbreit offen, sonst ist sie um diese Zeit immer verschlossen. Der Boden davor war übersät mit zerbrochenem Glas und tausenden Splittern; ein Glasfenster der Tür war fast kreisrund aufgeschnitten und die dazugehörige Jalousie teilweise zerstört. Daneben, fast noch zitternd vor Aufregung, erwartete uns die Mitarbeiterin der Reinigungsfirma, die zu Beginn ihrer abendlichen Arbeit den Einbruch entdeckt und auf der Suche nach einem Telefon die Zahnarztpraxis eingeschaltet hatte.

Mein Mann und ich traten nicht durch die zerstörte Tür und ließen alles unberührt. Per Handy riefen wir die Polizei.

Innerhalb weniger Minuten war eine Streife da und nahm den Vorfall auf. Die Beamten befanden, dass noch ein Kriminaltechniker nötig sei, um die Spuren exakt zu sichern. Da dieser noch bei einem anderen Einsatz war, sollten wir auf ihn warten.

Gesagt, getan. Doch es dauerte. Kurz vor halb acht, ich wunderte mich nicht, denn wir hatten beide noch nichts gegessen, vermeldete mein Mann Hunger. Er machte den Vorschlag, aus dem nahen Supermarkt ein »Menü« für uns zu holen.

Als er mit Brot, Käse und leckeren Salaten sowie Wasser zurückkam, ließen wir uns zu einem ungewöhnlichen Picknick auf der Treppe vor der Praxis nieder. Dabei nutzten wir erstmals auch eine neue technische Möglichkeit: Wir schauten auf dem Handydisplay die »Tagesschau«.

Gegen neun Uhr, wir waren schon mehr als unruhig, ob der Kriminaltechniker überhaupt noch erscheinen würde, hörten wir einen Mann schweren Schrittes die Treppe hinaufkommen. Um die Ecke bog, in Polizeiuniform und einen großen Technik-Koffer in der Hand, zu unserer Überraschung ein entfernter Nachbar aus unserem Dorf. Wir kannten ihn bisher nur vom Sehen. An diesem Tag war er bereits seit dem Morgen auf den Beinen und hatte schon Einbrüche in Bernau und Fürstenwalde untersucht. Zu später Stunde machte er seine Arbeit nun auch noch gewissenhaft in meiner Praxis. Unter diesen ungewöhnlichen Umständen lernten wir uns nun also etwas näher kennen …

Am Tatort ließ sich indes zum Glück feststellen: An allen drei Innentüren zur Praxis fanden sich zwar Spuren versuchter Einbruchsgewalt, alle Schlösser und Türen hatten aber standgehallten. Nachdem mein Mann noch Fotos für den Vermieter und die Versicherung gemacht hatte, verließen wir den »Tatort«.

Tage später lasen wir in der lokalen Presse von einer Einbruchserie und Einbruchsversuchen in Apotheken und Praxen in unserer Stadt. Auf Geld konnten es die Täter kaum abgesehen haben, denn längst vorbei war die unselige Zeit, als wir Ärzte im Auftrag der gesetzlichen Krankenkassen, quasi berufsfremd als ihre »Kassierer«, die sogenannte Praxis-Gebühr zu erheben hatten …

Die Einbruchsserie und damit auch mein Fall wurden nie aufgeklärt.

Andere Kulturkreise

»Dich hätte ich früher nach Sibirien verbannt!«, polterte Anfang der Neunzigerjahre ein Russe, genauer gesagt ein Russlanddeutscher, in meiner Sprechstunde, als ich seine unverschämten Behandlungswünsche nicht erfüllte. Es war das bisher Härteste, was mir jemals ein Patient an den Kopf warf. Der Mann gehörte zu den Spätaussiedlern, die nach dem Zerfall der Sowjetunion in Deutschland Aufnahme gefunden hatten. Mit Ausnahme weniger meist problemlos. Vielmehr lernte ich unter den neuen Landsleuten und Patienten aus dem Osten Menschen kennen, bei denen sich die sogenannten deutschen Grundtugenden und russische Gastfreundschaft bestens verbanden und die sich in unsere Stadt und Gesellschaft gern einbrachten.

Eine Herausforderung anderer Art erlebte meine Praxis indes mit Geflüchteten aus den arabischen und afrikanischen Bürgerkriegs- und Armutsregionen, besonders nach der großen Flüchtlingswelle von 2015. Wobei in unserer Stadt vergleichsweise wenige von ihnen blieben. Sie fanden durch eine kluge Migrationspolitik der Verwaltung überwiegend in Wohnungen und nicht in Sammelquartieren Unterkunft. Dennoch fielen diese Mitmenschen im Straßenbild natürlich auf.

Als die ersten von ihnen verstärkt in meine Sprechstunde kamen, erklärten einige, dass sie in der ein oder anderen Praxis in unserer Stadt nicht angenommen worden seien.

Mein Team und ich erfüllten unsere Pflicht. Hilfreich war sicherlich der Umstand, dass ich zu Jahresbeginn 2016 eine junge türkische Frau als Medizinische Fachangestellte eingestellt hatte. Für eine kurze Zeit assistierte außerdem ein türkischer Arzt in meiner Praxis. Das schuf für die Neuankömmlinge eine bessere Atmosphäre. Meine deutschen

Patienten mussten sich nun wie im Alltag daran gewöhnen, dass ihnen am Praxistresen oder im Wartezimmer Mitmenschen anderer Nationalität begegneten.

Auf die junge türkische Mitarbeiterin war ich schon früher aufmerksam geworden. Sie hatte ihre Ausbildung in der Fachpraxis für Innere Medizin absolviert, die sich in unserem Ärztehaus gegenüber meiner Räumlichkeiten befand und von der Inhaberin altersbedingt und leider ohne Nachfolge aufgegeben werden musste. Die junge Türkin war wegen ihres Fleißes, ihrer Freundlichkeit und Kompetenz unter Kolleginnen wie Patienten gleichermaßen geachtet. Nachdem sie zwischenzeitlich für ein MVZ, ein Medizinisches Versorgungszentrum, eines großen Sozialverbandes tätig gewesen war, konnte ich sie für mich gewinnen. Unter anderem überzeugte sie durch ihre berufliche Zusatzqualifikation: Im Rahmen des sogenannten *agnes*-Programms kann sie an einem Tag in der Woche unsere immobilen, betagten Patienten allein besuchen.

Der Titel *agnes* bezieht sich auf einen populären DDR-Fernsehfilm, in dessen Mittelpunkt eine taffe Gemeindeschwester namens Agnes steht, unverwechselbar dargestellt, mit Herz und Schnauze, von der verehrten Volksschauspielerin Agnes Kraus. Auf einer Schwalbe, einem Moped, braust sie durchs Dorf zu ihren Patienten. Sie ist beliebt, weil sie hilft, wo sie nur kann, auch im Privaten oder im Kampf gegen die Bürokratie.

Das bewährte System der DDR-Gemeindeschwester und die besondere Rolle der Schwester Agnes sind für viele Ostdeutsche seither untrennbar verbunden, so dass in den letzten Jahren hierzulande neuere Versorgungsmodelle danach benannt wurden. Als erstes wurde von der Universität Greifswald ein AGnES-Programm entwickelt. Dieses war ursprünglich nur für unterversorgte Gebiete gedacht und fand in Sachsen Anwendung, kurz darauf ähnlich unter dem Namen *agnes* in Brandenburg. Mittlerweile haben die Kassenärztliche Vereinigung Brandenburg sowie die Krankenkassen AOK Nordost und Barmer-GEK mit der Initiative *agnes zwei* gemeinsam ein erweitertes Patientenbetreuungsmodell zur Sicherung der medizinischen Versorgung auf den Weg gebracht. Bei *agnes zwei* steht eine speziell geschulte Praxismitarbeiterin chronisch kranken oder in der Mobilität eingeschränkten Patienten als Fallmanagerin zur Seite. Sie kümmert sich beispielsweise um das Ausfüllen von Formularen und Anträgen, koordiniert Termine bei Fachärzten und in stationären Einrichtungen, überwacht die Medikamentenpläne und bereitet Rezepte vor. Außerdem macht sie Hausbesuche und übernimmt dabei Verrichtungen wie Blutdruckmessen, Verbandswechsel und Impfen.

Inzwischen hat meine türkische »Agnes« auch den Abschluss einer NÄPA, einer Nichtärztlichen Praxisassistentin, erworben. Dieser erweiterte ihre Kompetenzen beim selbständigen Besuch der Patienten. Ich bewunderte sie. Gegen die Vorstellungen ihres Vaters war sie ihren Weg gegangen: mit zwölf Jahren in ein fremdes Land kommen, Traditionen brechen – das verdient Respekt.

Ein Tag im Mai 2020. Ich machte gerade gemeinsam mit meinem Praxisteam Frühstückspause. Oft kommt sie eher einer vorgezogenen Mittagspause gleich. Das liegt einerseits am Zeitpunkt – in der Regel setzen wir uns gegen elf Uhr, wenn der größte Ansturm des Tages vorüber ist, zusammen –, andererseits an einer guten Gepflogenheit: Reihum kocht ein jeder unseres Teams zu Hause für alle anderen, in der Praxis wird das Mahl nur noch aufgewärmt. Es schmeckt fast immer lecker. An diesem Tag setzte sich unsere türkische MFA mit nur einem Glas Wasser zu uns. Sonst stets heiter, strahlte ihr Gesicht heute nicht gerade die beste Laune aus. War etwas passiert? Hatte ich etwas verpasst? Musste ich mir Sorgen machen?

Dann befiel mich eine Ahnung, halb wissend blickte ich sie fragend an und zeigte auf den Kalender an der Wand. Sie nickte. Ja, schon wieder war ein Mondjahr vergangen und in ihrer Welt Ramadan. Woran sie sich hielt und am Tage – trotz der Arbeit – nichts aß. Für mein Team und mich nach wie vor ein ungewohnter religiöser Brauch, eine andere Kultur …

Ein Jahr später brauchte meine türkische Mitarbeiterin nicht zu fasten – sie erwartete ein Kind!

Auch dies geschah: Wenn eine Frau aus dem arabischen Kulturkreis die Praxis aufsuchte, kam in der Regel ein männlicher Begleiter aus der Familie, der Ehemann, Vater, Bruder oder ein anderer »Vormund« mit bis in mein Sprechzimmer, um die Behandlung zu überwachen und gegebenenfalls zu dolmetschen. Im Fall einer syrischen Familie fiel mir auf, dass die Frau ohne erkennbare Krankheit immer wieder krankgeschrieben werden wollte. Sie bat um Befreiung vom Deutschkurs, der ihr von der Ausländerbehörde auferlegt und vermittelt worden war. Ich fand nach einiger vorsichtiger Befragung heraus, dass sie in dieser Zeit Hausarbeit für die Familie erledigen musste. Dem begleitenden Ehemann und dem dolmetschenden, gerade mal achtzehnjährigen Sohn gegenüber äußerte ich, als ich wieder eine »Befreiung« ausstellen sollte, darüber mein Befremden. Außerdem erklärte ich, Krankschreibungen nicht ohne Ende vornehmen zu können.

Ohne mit seinem Vater oder gar seiner Mutter Rücksprache zu nehmen, antwortete der junge Mann mir auf der Stelle und in barschem Ton: »Mach du deine Arbeit!«

Nach Hause

Nach mehreren Schicksalsschlägen, deutlich verwirrt, zog der hochbetagte Georg in das Pflegeheim, in dem bereits seine Lebensabschnittsgefährtin betreut wurde. Kurz darauf starb sie. Ich war beruhigt, da ich Georg in guten Händen wusste.

Doch zunehmend wurde der alte Herr wieder mobiler, selbstständig kümmerte er sich auch wieder um seine Körperpflege und Medikamenteneinnahme. Alsbald ging er allein einkaufen und reiste sogar ins Ausland. Seiner inständigen Bitte, eine »Dame« aus der Praxis möge ihn begleiten, konnten wir leider nicht nachkommen. Also flog er allein in den Urlaub, am liebsten stets auf eine neue Insel.

Weil sich sein Zustand so sehr verbesserte, war bald ein Pflegegrad nicht mehr gerechtfertigt. Die Betreuungskosten für ihn selbst stiegen somit erheblich an. Doch lange ärgerte sich Georg nicht darüber: Eine Zwei-Raum-Wohnung in einem Hochhaus mit Fahrstuhl wurde ihm mit sechsundachtzig Jahren sein neues Zuhause.

Bis heute lebt Georg einsam. Bei unseren Hausbesuchen trafen meine »Schwester Agnes« und ich auf suboptimale Verhältnisse und erkannten, dass Unterstützung inzwischen wieder erforderlich wäre.

Aber Georg wünscht keine weitere Hilfe. Das müssen wir akzeptieren.

»Jetzt ist es so weit«

Jahrelang betreute ich Frau Seil wegen ihres Bluthochdrucks und anderer typischer Altersbeschwerden. Beeindruckt war ich, wie sie ihr Leben allein meisterte, hatte sie doch nur eine Hand zur Verfügung. Ihr linker Unterarm war fehlgebildet: Er endete kurz nach dem Ellenbogen.

Mit siebenundachtzig Jahren fiel ihr die Bewältigung des Alltags sichtlich schwerer. Ihre Tochter, deren Kinder flügge geworden waren, nahm sie zu sich in ihre große Vier-Raum-Wohnung.

Neun Jahre lang lebte Frau Seil dort ohne größere Probleme. Meine »Agnes« betreute sie seit 2016 und berichtete mir stets: »Alles läuft gut.« Wenn die Kinder einmal in den Urlaub fuhren, ging Frau Seil währenddessen in die Kurzzeitpflege in einem Pflegeheim.

Mitte 2021 stand plötzlich die Tochter in der Praxisanmeldung und sagte: »Jetzt ist es so weit!«

»Was?«

»Jetzt geht Oma ins Pflegeheim, nach Müncheberg, ihrem Heimatort.«

Mit sechsundneunzig Jahren durfte das längst sein! Ich erfuhr, dass dort ihre drei Jahre ältere Schwester auf sie warte. Tür an Tür wollten beide ihre nächste Zeit erleben.

Und wenn es heißt: »Weißt du noch …?«, wird es den hochbetagten Schwestern wohl kaum an Gesprächsstoff mangeln.

Farbenlehre

Manche Anrufe meiner Patienten erreichen mich zur Unzeit, was der Anrufende natürlich nicht immer ahnen kann. Aber wenn ich Patienten mit schweren Krankheiten für den Fall des Falles meine Handynummer gegeben habe, muss ich mit Notrufen kleinerer oder größerer Art rechnen. Wie so oft halten sich hier Fluch und Segen der modernen Kommunikationstechnik die Waage.

So auch bei einem Anruf, der mich eines Februartages mitten in einem kurzen Winterurlaub erreichte. Gemeinsam mit meinem Mann war ich gerade im Begriff, bei schönstem »Kaiserwetter« den Abfahrtshang am Fichtelberg bei Oberwiesenthal auf Skiern hinunter zu wedeln. Am Ohr hatte ich einen bekannten Malermeister aus unserem Dorf, der aufgeregt meldete, seine Blutdruckpillen seien alle. Seine Frau habe sich ja immer gekümmert, aber jetzt sei sie nicht da, und er wisse den Namen des Medikaments nicht mehr; seine Frau schmeiße die Schachteln und Verpackungen immer gleich weg und lege ihm nur die Pillen hin, so seine Klage und schließlich die Frage: »Frau Doktor, wo bekomme ich jetzt neue her?«

Zum Glück hatte ich Patient und Medikament im Kopf und im Adressbuch des Smartphones die Telefonnummern meiner Vertretungsärztin sowie der Hausapotheke meines Patienten. Mit zwei, drei Telefonaten konnte ich helfen.

Monate später und rechtzeitig vor Antritt meines nächsten Urlaubs steckte ich dem Mann abends auf der Heimfahrt von der Praxis vorsorglich ein Rezept in seinen Briefkasten. Am späten Vormittag gleich tags darauf rief er in der Praxis an – wir frühstückten gerade – und fragte, wieder nicht ohne Aufregung: »Frau Doktor, was soll ich denn mit dem blauen Zettel tun?«

Meine Mädchen konnten ihr Lachen gerade noch so zurückhalten. Ich erklärte es ihm und dachte schmunzelnd bei mir: »Na, guter Mann, so praktisch und geschickt du in deinem Beruf bist, so wenig kennst du dich wohl in den Dingen des Alltags aus …«

Zu seiner Ehrenrettung sei angemerkt, dass er bis zur Feststellung seines Bluthochdrucks jahrzehntelang keinen Arzt aufgesucht hatte. Der erfahrene Patient indes weiß, so ein »Zettel« ist in der Regel ein Rezept: in blau für Privatpatienten, rosa für Patienten der gesetzlichen Krankenkassen und grün sind die sogenannten Empfehlungsrezepte.

Gefängnis Badewanne

Freitagabend. »Ein entspannendes Bad tut gut«, dachte die alleinstehende neunundsiebzigjährige Gisela und genoss das warme Wasser. Doch plötzlich, als sie die Wanne verlassen wollte, versagte der Körper die gewohnten Bewegungen. Alle Bemühungen schlugen fehl, sie war wie gelähmt, bekam ihre Beine nicht über den Wannenrand ...

Also Wasser rauslassen, irgendwie ins Handtuch wickeln, das gerade so greifbar war, laut nach Hilfe rufen, schließlich an die Wand klopfen. Aber keiner hörte Gisela.

Sie klopfte weiter, rief, wieder und wieder ... Ein ganzer Tag verging, währenddessen half Wasser aus dem Hahn beim Durchhalten.

Und erneut: klopfen, rufen, klopfen, rufen – abermals und nochmal. Irgendwo in den neun Etagen des Hochhauses musste sie doch jemand hören!

Aber nein, drei Tage – ein Albtraum – mussten vergehen, ehe Giselas Hilferufe Gehör fanden. Dann brach die Feuerwehr die Tür auf. In der Klinik konnten ihre Lebensgeister wieder mobilisiert werden. Infusionen und Antibiotika besserten die Nierenfunktion, und schon nach einer Woche gelangte Gisela am Rollator selbständig in meine Praxis.

Unsere Aufgabe bestand nun noch darin, die Wundheilung am Gesäß voran und zu Ende zu bringen. »Wir sind optimistisch«, nahm ich Gisela die Sorge um den Allerwertesten.

Innerhalb von sechs Wochen heilte die Wunde.

Der Wille ist frei

Viele Jahre kam eine Patientin, inzwischen im Ruhestand, wegen erhöhten Blutdrucks und gelegentlicher Infekte in meine Praxis. Vor drei Jahren bat sie mich, auch ihren Mann zu behandeln. Aber, warnte sie mich, er sei ein sehr komplizierter Fall.

Natürlich übernahm ich den schwer Erkrankten. Nach einer Infektion musste die Hüftendoprothese gewechselt werden. Die Gesundung gestaltete sich schwierig. Erschwerend machten ihm ein Diabetes und eine Depression zu schaffen.

Unsere Gespräche in der Sprechstunde verliefen quälend, er hatte viel Redebedarf. Wieder und wieder beklagte er kognitive Defizite: Er könne sich einfach nichts mehr merken. Zweimal schon hatte er dieser Situation entfliehen wollen und Tabletten-Cocktails genommen …

Seiner Ehefrau war es jedes Mal gelungen, den Notarzt rechtzeitig zu alarmieren. Verzweifelt, nach wiederholten Krankenhausaufenthalten, Reha-Maßnahmen und vielen stationären psychiatrischen Klinikbehandlungen, erlebte der Patient für sich absolut keine Besserung. Immer sprach ich ihm Mut zu, sich auf das im Leben zu konzentrieren, was gut funktioniert.

Dann wurde sein letzter Versuch verhindert, wieder mit einer Überdosis Tabletten aus dem Leben zu gehen. Erneut kam er in die Klinik.

Sein Zimmer befand sich im achten Stockwerk.

Von dort sprang er in die Tiefe.

Nun war er, wohin er gewollt hatte …

Wer sucht ...

Unter meinen Patientinnen und Patienten gab es einige, die mehrere Schicksalsschläge bewältigen mussten. Eine von ihnen war Paula Müller. Mit zweiundzwanzig hatte sie eine Leukämie bekommen, mit fünfunddreißig einen Herzinfarkt, später eine Gesichtsnervenlähmung und 2018, sie war mittlerweile siebenundvierzig Jahre alt, wurde bei ihr Darmkrebs festgestellt. Sie wurde sofort operiert. Zum Glück bedurfte es keines künstlichen Darmausgangs.

Nach einer Chemotherapie, sie erhielt Tabletten, und der anschließenden Reha-Maßnahme wünschte Paula sich schon, irgendwann wieder eine Tätigkeit aufnehmen zu können. Zuletzt hatte sie bei der Post gearbeitet, Briefe sortiert.

Natürlich wurde auch die Krankenkasse – wie bei jedem Patienten mit länger dauernder Arbeitsunfähigkeit – »unruhig« und fragte regelmäßig nach, wie lange sich die Genesung noch hinziehen würde und wie man zur Erlangung der Arbeitsfähigkeit beitragen könne. Hintergrund: Nach achtundsiebzig Wochen zahlen die gesetzlichen Krankenkassen kein Krankengeld mehr. Ich versuchte der Frau, als sie traurig in meiner Sprechstunde saß, Mut zu machen: »Bitte halten Sie Augen und Ohren offen; manchmal kommen Angebote, die man nicht erwartet.«

Zuerst sollte eine offene Stelle bei einer Lotto-Annahme mit Paula besetzt werden. Sie war voller Hoffnung! Aber man entschied sich für einen anderen Bewerber. Weitere Versuche, Arbeit zu finden, scheiterten.

Eines Tages mühte ich mich wiedermal durch die ständig wachsende Bürokratie. Unter anderem hatte ich mit Krankenkassen-Anfragen zu tun, die meist schon von meinen Medizinischen Fachangestellten gut vorbereitet und im PC für mich an- und abgelegt werden. Darunter auch die nach Paula. Ich staunte: Paula war Arbeitsfähigkeit bescheinigt! Im Feld darunter entdeckte ich den Vermerk, dass ein neues Arbeitsverhältnis bestehe. Freudig überrascht rief ich meine Patientin an.

Es sprudelte aus ihr heraus: »Frau Doktor, stellen Sie sich vor, ich wollte mich bei der Physiotherapie anmelden, aber dort herrschte ein großes Durcheinander. Was denn los ist, habe ich gefragt und erfahren ›Zu viel Arbeit – keine Leute!‹ Da habe ich geantwortet: ›Aber *ich* suche doch Arbeit!‹«

Seither erledigt Paula in Teilzeit die »Anmeldung« der Physio-Praxis in ihrem Wohnort, einem kleinen Dorf nahe Frankfurt (Oder). Vierzig Stunden die Woche konnte und wollte sie sowieso nicht arbeiten, aber allen ist geholfen. Und Paula fühlt sich wertgeschätzt. Jeden Tag kann dieses Wunder geschehen.

Natürlich gibt es Leute, die ohne Job froh und glücklich sind, nur ihren eigenen Interessen nachgehen zu können. Aber für viele Menschen ist ihre berufliche Tätigkeit sinnstiftend und erfüllend. Leider ist ein gutes Maß an Belastung und Belastbarkeit manchmal nicht gegeben. Aber danach streben darf jeder.

Bis dass der Tod ...

Heidi und Klaus Lustig waren zusammen alt geworden. Tochter Lore, ledig, wohnte bei ihnen und umsorgte sie.

Herr Lustig wurde in den letzten Jahren zunehmend dement, seine Frau litt schwer an Diabetes. Nach einem Krankenhausaufenthalt, der Unterschenkel musste abgenommen werden, besuchte ich sie täglich. Sie hatte nur noch einen Wunsch: zu Hause sterben können.

Während einer Nachmittagssprechstunde erhielt ich einen dringenden Anruf von Lore: Der Vater habe Luftnot, ein Notarzt sei schon vor Ort und hätte Fragen.

Der Kollege war sehr besorgt und berichtete, Frau Lustig gehe es viel schlechter als ihrem Mann, er würde gern beide in die Klinik bringen. Dankbar für die Rücksprache bat ich: »Bitte lassen Sie die Frau zu Hause.«

Herr Lustig wurde eingeliefert und erlag am Abend einem Herzinfarkt. Zu Hause starb zwei Stunden später seine Heidi. Unfassbar für Lore. Der Text der Todesanzeige in der Zeitung ließ Uneingeweihte grübeln: Was ist wohl geschehen, dass die beiden Eheleute am selben Tag starben?

Lore war plötzlich allein, ohne Aufgabe, traurig. Ihr Bruder und seine Familie gaben ihr Halt. Später lernte sie Fritz, einen verwitweten Mann, kennen. Beide zogen zusammen. 2018 heirateten sie.

Wenn ich sie auf Konzerten und Lesungen in unserer Stadt sah, freute mich die Gewissheit, dass auch nach dunklen Zeiten die Sonne wieder aufgeht. Es gibt keine Altersgrenze für neues Glück.

Inzwischen ist Fritz leider verstorben. Corona hatte ihn erfasst, mit dreiundachtzig Jahren. Gemeinsam waren Lore und Fritz siebzehn Jahre unterwegs – eine gute Zeit, die bleibt.

Für immer bei ihr

Anfang 2019 verstarb einer meiner Patienten nach tapfer ertragener Krebskrankheit, sehr gut begleitet und betreut von seiner Frau und beiden Söhnen. Im Winter darauf rief die Witwe mich an und bat um Impfungen gegen Grippe und Lungenentzündung. Die Angst vor den Folgen des Corona-Virus griff um sich. Einen Impfstoff gab es noch nicht. Ich machte den gewünschten Hausbesuch und hörte mir an, was in den vergangenen Monaten geschehen war.

Als ich mich verabschieden wollte, hielt mich die Frau kurz am Arm fest: »Ich hab noch was,« senkte sie geheimnisvoll ihre Stimme, »wenn ich zu meinem Mann will, muss ich nicht auf den Friedhof gehen!« Sie öffnete die Truhe, die in der Wohnzimmerecke stand, und zeigte auf sein Lieblingshemd, welches obenauf lag. Sie nahm es heraus, warf mir einen verschwörerischen Blick zu, und ich entdeckte – eine Urne! Umgeben von Fotos, seiner Uhr und weiteren persönlichen Dingen …

Begeistert berichtete sie mir, wie es ihr trotz des deutschen Bestattungsgesetzes gelungen war, auch im Tod nicht von ihrem Liebsten getrennt zu sein.

Sie sagte: »So habe ich ihn immer bei mir!«

Wiedersehen im Hospiz

Ein Hochsommer vor wenigen Jahren. Mein Mann und ich radelten zum See unserer Wahl, dem Helenesee. Uns entgegen kam Ina, mit Mann und Enkeltochter. Sie nutzten wie wir die unschlagbar günstige Lage unseres Ortsteils, um so oft wie möglich in der beliebten »Kleinen Ostsee« schwimmen zu gehen. Wer das klare Wasser der »Helene« – bis 1958 ein Tagebau – einmal genossen hat, geht nur noch widerwillig in andere Gewässer. Leider wird das erfrischende Bad für Jahre nicht mehr möglich sein. Nach einer massiven Rutschung an einem Ufer im Frühjahr 2021wurde der See Wochen später komplett gesperrt und seine Sanierung plötzlich notwendig.

Ina und ich kennen uns schon länger. Als ich in Müncheberg zur Schule ging, war Inas Mutter in der fünften Klasse meine Geschichtslehrerin gewesen und Inas ältere Schwester Karla hatte auf der Schulbank hinter mir gesessen. Gern denke ich an einen gemeinsamen Schulausflug im Sommer 1969 an die Ostsee. Auf dem Lkw, der Müncheberger Ferienkinder in ein Zeltlager nach Putbus auf Rügen fuhr, saß ich mit Ina zusammen. Mit dabei waren unsere Mütter. Meine Mutter lehrte ebenfalls an unserer Schule; sie unterrichtete Biologie und Chemie.

Inas Mutter wurde später Direktorin des Gymnasiums, das sich wenige Jahre, von 1991 bis 2007, in meiner Heimatstadt befand. Karla und ich mussten Ende der Siebzigerjahre zum Besuch der Erweiterten Oberschule noch nach Strausberg fahren. Auch Ina erwarb dort ihr Abitur. Wie ihre Schwester trat sie in die Fußstapfen ihrer Mutter und wurde Lehrerin.

Ina und Karla bereuten ihre Wahl nie und üben ihren Beruf bis heute überwiegend mit Freude aus. Karla blieb in

Müncheberg; Ina wurde nach Frankfurt (Oder) »gelenkt«. So war das in der Planwirtschaft. Aber Wunsch und Plan konnten auch dicht beieinander liegen.

In Frankfurt begegneten Ina und ich uns mit unseren kleinen Kindern auf dem Rummel oder ab und an in der Kaufhalle, später im Supermarkt.

Einige Jahre darauf wurde Ina überraschend kommissarische Klassenleiterin meines ältesten Sohnes im Brenner-Gymnasium. Die Kinder liebten die junge, attraktive und sehr engagierte Pädagogin. In der Vorweihnachtszeit gestaltete sie mit den Schülern ein zauberhaftes Programm für die Eltern. Von Loriots *Das Frühstücksei* bis zu verschiedenen musikalischen Darbietungen und gemeinsamem Gesang wurde ein zu Herzen gehender Abend zelebriert. Spätestens da stand für uns Eltern fest: »Diese Lehrerin wollen wir behalten.« Unser Einsatz für sie brachte Ina jedoch in große Schwierigkeiten: Das Kompliment für sie erwies sich als bittersüß, unser Ansinnen stand gegen die Schulregularien. Wir mussten lernen, dass man sich die Lehrer für seine Kinder nicht aussuchen kann. Dabei weiß ich aus meiner eigenen Schulzeit: Lehrer *aus Berufung* sind wichtig und wegweisend für junge Menschen.

2016 sollte ich meiner ehemaligen Geschichtslehrerin wiederbegegnen. Schwer erkrankt verlebte Inas Mutter ihre letzten Wochen im Hospiz in unserer Stadt. Ihr Mann und ihre Töchter begleiteten sie bis zum bitteren Ende. Bei aller Trauer über das Unvermeidliche erlebten sie gemeinsam in der geborgenen Atmosphäre des Regine-Hildebrandt-Hauses auch schöne Momente, beginnend beim Familienfrühstück im herrlichen Garten des Hauses.

Schon damals litt Inas Vater an einem Lymphom. Die moderne Medizin schenkte ihm noch drei Jahre. Für die letzten Stunden wünschten seine Töchter die Fürsorge am gleichen Ort mit mir als Palliativärztin.

Inas Tochter setzte die Tradition ihrer Familie fort; sie wurde auch Lehrerin und schenkte ihren Eltern zwei Enkelkinder. Ihr Sohn, im Gymnasium Biologie-Ass, Teilnehmer und Gewinner mehrerer internationaler Biologie-Olympiaden, wurde Arzt und gründete ebenfalls eine Familie.

Es ist nie zu spät ...

Eine neue Physiotherapiepraxis eröffnete in der Kleinstadt im Oderland. Sie bot Bewegung und Training an Geräten im »Miha-Kreis« an. Meine Mutter, gerade achtzig Jahre alt geworden, hatte in ihrem Leben nie viel von Sport gehalten. Solange sie konnte, war sie gern wandern gegangen oder hatte in ihrem Garten gearbeitet. Mehrere Operationen an Hüften, Knie und Wirbelsäule hatten sie jedoch gezwungen, mehr zu sitzen. Der Flyer der neuen Physiotherapie weckte nun ihr Interesse. Sie wollte mit mir zum »Tag der offenen Tür«. Skeptisch begleitete ich sie.

Tatsächlich unterschrieb sie einen Vertrag und sollte in der Folge drei Jahre lang dreimal wöchentlich für dreißig Minuten »ihren« Sport betreiben. Sie traf dort Gleichgesinnte; man verabredete sich zu bestimmten Zeiten. Anfangs radelte sie die etwa anderthalb Kilometer lange Strecke zur Physiotherapie. Später fuhr sie mein Vater mit dem Auto. Erschöpft, aber zufrieden musste sie sich nach der Belastung zu Hause hinlegen und ruhen. Eine Radiusfraktur am linken Arm beendete 2016 Mutters sportliche Karriere.

Verursacht wurde der Bruch durch einen unglücklichen Sturz mit dem Rad im Urlaub. Ich hatte ihr einen jahrelang gehegten Wunsch – eine Reise an den Gardasee – erfüllt. Per Schiff hatten wir die zauberhafte Landschaft bis Limone erkundet. Auf Sirmione besuchten wir ein Thermalbad. So gut es mit den beiden Gehhilfen ging, die sie zu dieser Zeit benutzte, spazierte Mutter mit mir am Seeufer entlang.

»Mit einem Fahrrad erhöht sich der Aktionsradius«, dachte ich. Auch meine Mutter wollte Rad fahren, war sie so doch mobiler als zu Fuß.

Gedacht, gesagt, getan: Wir liehen uns Fahrräder aus. Doch die Uferpromenade am Gardasee war dicht bevölkert,

Fußgänger und Radfahrer kreuz und quer; dazu säumten wunderschöne Blumenrabatte den Weg, auch Pflanzkübel … An einem blieb Mutter unglücklich hängen.

Wir erlebten den Einsatz eines italienischen Notarztes und brachten einen »Gipsarm« als Reiseandenken mit nach Hause.

Hochwirksame Therapie

Herr Konsul, ein vierzigjähriger Anwalt, klagte in meiner Sprechstunde über Herzrasen und Unruhe. Übergewicht und Inaktivität hatten ihm eine diabetische Stoffwechsellage und Bluthochdruck beschert. Auf meine Frage: »Treiben Sie Sport?«, gab er forsch zur Antwort: »Frau Doktor, ich fahre Motorrad!« Zwei Medikamente musste ich ihm verschreiben. Wenig erfreut zog er von dannen.

Ein Sturz mit dem erwähnten Gefährt führte eines Tages zu einem Schulterbruch. Und zum Bruch mit alten Gewohnheiten. Monate später traute ich meinen Augen kaum: Herr Konsul kam sportlich durch die Tür – sichtlich einige Kilogramm leichter. Blutdruck und Laborwerte zeigten sich im Normbereich, Medikamente waren entbehrlich geworden.

»Wie haben Sie das geschafft?«

»Ich laufe jetzt. Der Anger ist ideal dafür. Selbst die Mittagspause nutze ich für Bewegung an der frischen Luft.«

Ich war beeindruckt. In seltenen Fällen nehmen sich Patienten meine Empfehlungen so zu Herzen. Schade, dass ich keine Vorher-Nachher-Fotos besitze. Aber in meinem Kopf sind die Bilder für immer gespeichert.

Bewegung wirkt wie ein Medikament – mit zu vernachlässigenden Nebenwirkungen. Wir müssen nur das häufigste »Haustier« überlisten: den inneren Schweinhund!

Schlanker jünger

»Vor fünf Jahren habe ich Ihnen den Schnapp-Finger operiert«, stellte die renommierte Handchirurgin fest, als ein vierundachtzigjähriger Patient mit Symptomen für ein Karpaltunnelsyndrom ihre Sprechstunde aufsuchte.

»Nein«, entgegnete dieser felsenfest überzeugt, »die Ärztin damals war älter und dicker!«

Beide hatten Recht. Klara, die Handchirurgin und meine Freundin aus Rostocker Studienzeiten, hatte in Nürnberg bei der bekannten Frau Dr. Wulle ihr Handwerk erlernt. Schon während des Studiums im Präpariersaal der »Anatomie« an der Rostocker Universität wurden die Weichen gestellt: Klara hatte Unterarm und Hand zu bearbeiten. Auswählen konnten wir das nicht. In Franken lernte Klara ihren Ehemann kennen. Beide wurden über die Jahre »schwerer«, auch wenn ausgedehnte Spaziergänge und Wanderungen zu ihrer regelmäßigen Freizeitgestaltung gehörten.

Irgendwann »meldeten« sich Klaras Kniegelenke. Nach der ersten Operation, zu der es damals keine Alternative gegeben hatte, gelang es Klara, an Gewicht zu verlieren. Begünstigend für diese angenehme Entwicklung wirkten verschiedene plötzlich aufgetretene Allergien, die es ihr unmöglich machten, die Geschenke der Patienten in Form von Pralinen wie bisher durch Verzehr zu würdigen. Doch ein Unglück kommt selten allein. Auch das zweite Kniegelenk musste durch ein künstliches ersetzt werden.

Mit den »Ersatzteilen« spaziert und wandert Klara heute ohne Probleme bis zu zehn Kilometer – und mit dreißig Kilogramm weniger »Gepäck«.

Die Operation des Karpaltunnelsyndroms ist neben vielen anderen Eingriffen und der Versorgung von Unfallfolgen an der Hand Klaras Spezialgebiet geblieben.

Unversöhnlich

Die Mutter meiner Leipziger Studienfreundin Sabine wurde achtzig. Das Verhältnis zwischen ihnen war gestört, weshalb die Tochter die kurzfristige Einladung zur Geburtstagsfeier nicht annehmen wollte. Aber Sabines Mann, mit dem sie in zweiter Ehe verheiratet war, warf ihre Bedenken über Bord.

Pünktlich traf das Paar am Ort der Feier ein. Alle Gäste saßen schon an der Tafel, überraschend für Sabine auch ihre beiden Töchter, zu denen der Kontakt schon lange abgebrochen war. Wie war es plötzlich zu der Begegnung dieser drei Generationen gekommen?

Die Oma hatte ihre Enkeltöchter, beide Medizinerinnen, bereits vor einem halben Jahr zu ihrer Geburtstagsfeier eingeladen. Diese hatten jedoch nicht auf die Einladung reagiert. Daraus schloss die Jubilarin, dass die Mädchen keine Zeit haben würden und sie stattdessen ja ihre Tochter einladen könne. Falsch gedacht.

Am Tisch herrschte frostiges Schweigen. Keine der Frauen konnte über ihren Schatten springen. Selbst der schöne Anlass »Runder Geburtstag« ermöglichte keinen Weg zueinander …

Freundschaft auf Zeit

Kristin lernte ich auf der »Inneren« kennen. Nach der Geburt meines zweiten Sohnes und dem anschließenden »Babyjahr« hatte ich die Facharztausbildung gerade wieder aufgenommen. Kristin war eine ehrgeizige Kollegin; sie hatte sofort nach dem Studium an der Charité promoviert und wollte Internistin werden.

Aber sie war nicht gesund. Erste Symptome, Sehstörungen und Taubheit in den Beinen beunruhigten sie. Bald erhielt sie die Diagnose: MS, Multiple Sklerose, eine heimtückische Autoimmunkrankheit, bei der die Hüllen der Nerven angegriffen werden. Es gibt verschiedene Verlaufsformen. Die Erkrankung verlief bei Kristin schubförmig. Hohe Kortisongaben konnten anfangs für Besserung sorgen.

Kristin erwarb ihren Facharzt für Innere Medizin und arbeitete, wie sie konnte. Am Schluss lief sie am Gehstock über die Station, bis auch das nicht mehr ging und der Rollstuhl ihr Fortbewegungsmittel wurde.

Nach meiner Praxisgründung 1991 wurde Kristin meine Patientin. Regelmäßig besuchte ich sie zu Hause und es entwickelte sich eine Freundschaft. Ihr Mann, Zahnarzt, war froh über alle Kontakte, die ihn entlasteten. Mehrmals fuhren wir gemeinsam in den Urlaub: Griechenland, Portugal, Italien und Spanien waren unsere Ziele. Die Fürsorge um Kristin teilten sich ihr Mann, ihre Schwiegermutter, deren Partner und ich, während sich mein Mann mit um die Logistik der Reisen sorgte, sich als Guide und Kraftfahrer bewährte und kräftig mit beim Rollstuhl anpackte. Ich dachte damals oft, wenn ich so beeinträchtigt wäre, wünschte ich mir auch Freunde, die sich so kümmern.

Nach mehreren Klinikaufenthalten bestand Anfang 2009 für Kristin keine Hoffnung mehr auf eine Stabilisierung ihrer Krankheit; ihr Zustand verschlechterte sich rapide. Nach unendlich quälenden Tagen zu Hause verlor Kristin ihren Kampf; ihr Mann und ihre Eltern saßen an ihrem Sterbebett.

Nicht mehr erlebt hat sie die Geburt ihres ersten Enkelkindes einen Monat später.

Kristins Tod war für alle Angehörigen Drama und Erlösung zugleich. Oft hörte ich von ihrem Mann die Klage: »Ich habe keine Kraft mehr. Wie lange soll ich das noch aushalten? Was kommt danach?«

Danach kam Leere; ihn überfiel ein schreckliches Tief, ein Jahr mit Depressionen, Angst und Unruhe. Wenige Freunde schenkten ihm viel Zeit und Zuwendung.

Aber dann ging es aufwärts. Eine neue Partnerin trat in sein Leben. Mein Mann und ich freuten uns über sein Glück. Wir unternahmen einige Versuche, unsere über zwanzigjährige Freundschaft zu erhalten. Doch Sympathie lässt sich nicht erzwingen. Der Kontakt brach ab. Heute grüßen wir uns höflich.

Eine besondere Verfügung

Bis ins Büro des DDR-Ministers für Verteidigung hatte Gerhards beruflicher Weg geführt. Zuvor war er im Rang eines Oberstleutnants bei den Luftstreitkräften der NVA für Versorgungsaufgaben zuständig gewesen. Eine kaufmännische Ausbildung hatte er in seiner Jugend absolviert und später im Hochschulfernstudium das Diplom eines Ökonomen erworben.

Nach der Wende musste sich Gerhard, gerade fünfzig geworden, neue Betätigungsfelder erschließen. Erst belieferte er Gaststätten mit diversen alkoholischen Getränken, anschließend arbeitete er erfolgreich für eine Versicherung. Früh verlor er seine Frau. Wie sie waren auch alle ihre neun Schwestern an Brustkrebs erkrankt und zeitig verstorben.

Bald lernte Gerhard eine neue Partnerin kennen, die aus dem Kreis seiner Kundschaft stammte; sie war ebenfalls verwitwet. Gemeinsam erfüllten sie sich den Traum vom eigenen Haus in der Nähe des Straussees.

Auch im Ruhestand blieb Gerhard unruhig, arbeitete für einen Lohnsteuerhilfeverein, werkelte in Hof und Garten. Jeden Tag wollte er auf »Geschafftes« zurückblicken. Natürlich plagten ihn inzwischen einige Zipperlein und seine tägliche Tablettenzahl wuchs mit der Zeit, was ich leider, um eine »Zweitmeinung« gefragt, nicht ändern konnte.

Für den »Ernstfall« hatte Gerhard alles geregelt. Patientenverfügung, Vorsorgevollmacht und Organspende-Ausweis sollten seinen Willen durchsetzen, wenn er nicht mehr in der Lage dazu sein würde. Doch schneller als erwartet geschah genau das. Er wurde als Notfall ins Krankenhaus eingeliefert, da ihm eine Infektion im Bein schwer zu schaffen machte. Die Therapie erwies sich als schwierig; auf der Wachstation gab es kaum Fortschritte.

Wegen seiner Herzrhythmusstörung bekam Gerhard blutverdünnende Medikamente, schon seit mehreren Jahren. In der Klinik wurde auch diese Behandlung fortgesetzt.

Plötzlich, Gerhard war gerade auf eine normale Station verlegt worden, überkamen ihn heftigste Kopfschmerzen, sein Bewusstsein trübte sich ein. Sofortige Diagnostik erfolgte. Die Computertomographie zeigte eine massive Hirnblutung. Am nächsten Tag teilte der behandelnde Klinikarzt mit, dass trotz sofortiger, noch in der Nacht erfolgter Notoperation keine Hoffnung mehr bestünde.

Seine Söhne saßen am Krankenbett, als alle Geräte abgestellt wurden. Ihr Vater starb mit achtzig Jahren. Tags darauf rief ein Pathologe an und fragte, ob die Hornhäute von Gerhards Augen entnommen werden dürften. Trotz seiner vorliegenden Bereitschaft zur Organspende schreiben die gesetzlichen Bestimmungen vor, dass bei den Hinterbliebenen ein Einverständnis einzuholen ist.

»Ja«, stimmten Söhne und Lebenspartnerin gemeinsam zu. Sie erinnerten sich, dass Gerhard öfter erzählt hatte, er habe Augen wie ein Adler und sei ursprünglich als Pilot für die Armee gemustert worden. Durch ihre Entscheidung kann heute irgendwo ein Mensch besser sehen.

Deutschland belegt weltweit einen hinteren Platz bei Organspenden. Wahrscheinlich existieren bei den Menschen Ängste, im Notfall nicht optimal versorgt zu werden, wenn ein Organspende-Ausweis vorliegt. Die Notfallversorgung in Deutschland ist jedoch sehr gut. Nur die gesetzlichen Rahmenbedingungen für eine Organspende lassen meiner Meinung nach zu wünschen übrig. Ich besitze auch einen Organspende-Ausweis, doch ich wünsche mir vielmehr eine Widerspruchsregelung: Wenn ein Mensch nicht verfügt, dass er die Organspende ablehnt, sollte er automatisch Spender sein. Eine persönliche Auseinandersetzung mit diesem Thema muss in jedem Fall erfolgen.

Anatomie

Vorweg eine notwendige Warnung: Nachfolgende Geschichte ist nichts für Menschen, denen schnell übel wird, die sehr empfindlich sind oder schwache Nerven haben. In ihrem eigenen Interesse – bitte blättern Sie weiter!

Für die anderen sei eine Moritat berichtet.

Es war 2019, als meine Nichte ihr Medizinstudium aufnahm. Regelmäßig gab sie mir Bericht. In den ersten Semestern stand die Anatomie des Menschen im Vordergrund. Wenn wir fachsimpelten, erzählte sie mir von anschaulichen Darstellungen des Menschen in Videos und im Internet, als 3-D-Projektion und selbstredend in Farbe. Natürlich erinnerte ich mich da an meine ersten Semester Anfang der Achtzigerjahre in der DDR. Wir hatten Fachbücher und Lexika mit ausführlichen Beschreibungen und akribisch-kunstvollen Zeichnungen, meist in Schwarz-Weiß, und beneideten die Kommilitonen, die durch Verwandtschaft oder andere »Beziehungen« die optisch und vor allem farblich anschaulicheren Lehrbücher aus dem Westen besaßen. Durch meine Mutter kam auch ich an ein ganz besonderes 3-D-Objekt zur Anatomie des Menschen.

Schwieriger als alle anderen Knochen zu begreifen und zu erlernen war und ist der Schädel. So viele Öffnungen, Nervenaustrittsstellen … Ich hatte deshalb Angst vor dem »Kopf-Testat«. In zweiwöchigem Abstand waren die mündlichen Prüfungen im Präpariersaal der medizinischen Fakultät zu absolvieren. Zuvor arbeiteten etwa zehn Studenten zugleich an einer Leiche, jeder an einer anderen Region. Mein »Gebiet« war die vordere Brustwand. Um uns kreiste der Anatomie-Professor, der jeden zu seinem Körperteil an der Leiche examinierte. Beim Testat schließlich wurden alle Studenten zur Anatomie einer Region des Menschen geprüft. Vor dem Kopf-Testat herrschte allgemeine Panik, handelt es sich doch um ein hochkomplexes Wunderwerk der Natur und der Evolution des Menschen.

Eine Arbeitskollegin meiner Mutter, in der Stadt, in der ich viele Jahre meiner Kindheit und Jugend verbracht hatte, hatte wohl von fehlenden »anschaulichen« Lehrmitteln für mich gehört und fragte einfach bei ihrem Nachbarn nach – einem Totengräber!

Und tatsächlich! Wenig später erhielt meine Mutter einen echten Schädel.

Zwanzig bis dreißig Jahre nachdem ein Mensch erdbestattet wurde, »läuft seine Grabstelle aus« – wenn die Angehörigen nichts anderes verfügen. Bis zur Einebnung sind nicht (immer) alle Knochen zu »Staub« geworden. So werden heute noch auf den Schlachtfeldern des Zweiten Weltkriegs im Oderbruch und anderswo in Ostbrandenburg die Gebeine gefallener Soldaten gefunden. Und manchmal überdauern menschliche Knochen samt Schädel sogar tausende Jahre, wie der spektakuläre archäologische Fund eines Frauengrabes im Jahr 2020 in der Uckermark bezeugte, freigelegt beim Bau eines Windrad-Fundaments.

Des Schädelfunds aus meiner Heimat nahm sich mein Vater an. Er säuberte ihn akribisch und kochte ihn schließlich aus. Stolz überreichten meine Eltern mir das originäre Lehrmittel bei ihrem nächsten Besuch in Rostock. Ich lernte, begriff die Anatomie des menschlichen Kopfes und bestand das Testat dazu.

»Mein Totenkopf« begleitete mich anschließend über das gesamte Medizinstudium an der Rostocker und Leipziger Uni. Am Ende des Studiums schenkte ich ihn einem griechischen Kommilitonen, der Neurochirurg werden wollte und sich diesen Traum in Leipzig auch verwirklichen konnte.

Viele Jahre später, als ich das Leistungsspektrum meiner Praxis unter anderem um die Manuelle Therapie erweitern und diese erlernen wollte, bestellte ich im Fachhandel ein komplettes menschliches Skelett aus Kunststoff. »Knochen-Kalle«, wie er im Praxis-Jargon hieß, war mir in den ersten Jahren dieser speziellen physiotherapeutischen Anwendung eine kompetente Anschauungshilfe.

Irgendwann, ich hatte die Untersuchungen und Griffe der Manuellen Therapie längst drauf, wurde es für »Knochen-Kalle« zu eng in meinem Behandlungszimmer; er verschwand in die Abstellkammer meiner Praxis.

Bis 2020, da meldete meine Nichte Bedarf an – sie fragte nach dem Schädel …

Reisemedizin

2021 saß wieder einmal die siebzigjährige Jutta Hösch bei mir. Sie wollte ihren Sohn in Dortmund besuchen; ausreichend Medikamente gegen den hohen Blutdruck mussten mit. Für die Reise hatte sie den Zug gewählt.

Nachdem ihr Mann plötzlich verstorben war, hatte es länger gedauert, ehe ihre große Traurigkeit überwunden war. Viele Gespräche drehten sich um das, was war, und das, was sein könnte.

Ob ich ihr nicht vorsorglich eine Tablette gegen eine mögliche Blasenentzündung verordnen könne, fragte sie am Ende ihres Besuches.

»Kein Problem«, antwortete ich, werde ich doch nie vergessen, dass sie vor zwei Jahren wegen eines Harnweginfekts abrupt ihren Aufenthalt bei den Kindern abgebrochen hatte und zu mir gekommen war. Auf die Frage des Sohnes »Willst du nicht hier einen Arzt aufsuchen?«, habe sie geantwortet: »Kommt nicht in Frage, ich muss zu *meiner* Ärztin.«

Natürlich war das Balsam für meine Seele gewesen, aber bei mir dachte ich: »Sechshundert Kilometer übereilte Rückreise, wegen einer banalen Erkrankung …«

Wertvolle »Lebensmittel«

Eines Morgens erreichte mich in der Sprechstunde die Nachricht, dass ein Patient, nicht mehr der Jüngste, aber noch nicht im Rentneralter, multimorbide und stark übergewichtig, im Krankenhaus verstorben sei.

Tage später erschien seine Frau bei mir in der Praxis. Sie stellte eine große Tüte vor mir ab: »Frau Doktor, hier, seine noch vorhandenen Medikamente.«

Ich packte aus. Zum Vorschein kamen unter anderem sechs Packungen mit Tabletten zur Blutverdünnung. Ich erschrak: Jedes dieser Päckchen kostete 320 Euro. Mein Patient war wegen Herzrhythmusstörungen auf dieses Medikament eingestellt worden, es sollte einen Schlaganfall verhindern. Er hatte es sich regelmäßig verschreiben lassen und offensichtlich nicht genommen.

Unabhängig davon, wie dieser Patient mit seiner Gesundheit und meiner Verordnung umgegangen war, war ich in der Woche zuvor gerade wieder zu einem mahnenden »Beratungsgespräch« bei der AOK vorgeladen gewesen: wegen Überschreitung *meines* Arzneimittelbudgets.

Aber: Schlimmer geht immer. 2021 brachten mir die Eltern eines Patienten, er war schon vor Jahren in eine andere Stadt gezogen, ebenfalls große Tüten mit »Fundsachen«. Ihr schwerkranker Sohn war nun mit nur sechsundfünfzig Jahren verstorben. Dialysepflichtig, lungen- und herzkrank erlag er seinen Leiden. Es zählt zu den tragischsten Erlebnissen, wenn Kinder vor den Eltern sterben. Zuhören, Trost spenden, reden – damit helfe ich in diesen schmerzhaften Momenten. Ein Jahr zuvor war die Ehefrau dem Verstorbenen vorausgegangen. Irgendwie hatte das Leben ohne sie für ihn wohl keinen Sinn mehr gehabt. Fünfzig Päckchen unangetastete Blutzuckerteststreifen, eines kostet etwa dreißig

Euro, datiert ab 2013, damit natürlich längst verfallen und unbrauchbar, fand ich unter anderem in den Tüten. Regelmäßig hatte der Patient die verordneten Hilfsmittel für seine Zuckererkrankung aus der Apotheke abgeholt, aber selten oder nie geprüft, wie seine Blutzuckerwerte sind. Insulintherapie ohne Kontrolle – ich war entsetzt.

Wenn es dieses bedenkenlose Verhalten nicht gäbe, wir müssten nicht sparen. Jeder Patient könnte qualitativ hochwertige Medikamente bekommen, würden alle verantwortungsvoll damit umgehen. Medikamente sind doch besondere »Lebensmittel«, die nicht verschwendet werden dürfen!

Abschied

»Du hattest ein schönes Leben!«

»Das stimmt«, erwiderte Rosel, meine schwerstkranke achtundachtzigjährige Tante, als ich sie sehr besorgt anrief, »wir haben alles gemacht, was wir wollten.«

Dabei hatte sie als Baby, kurz nach der Geburt, ihre Mutter an Kindbettfieber verloren. Mein Großvater, praktisch veranlagt, wie er war, hatte fast auf der Stelle die Schwester seiner verstorbenen Frau geheiratet. Beide bekamen noch vier gemeinsame Kinder – zweimal Zwillinge! 1934 erblickten mein Vater und seine Schwester das Licht der Welt, 1939 folgten zwei Brüder.

Die große Familie musste sich durch die Kriegs- und Nachkriegsjahre kämpfen. Ergriffen lauschte ich den Geschichten, wonach die Kinder meilenweit liefen, um Holz und Nahrungsmittel zu sammeln. Sie kannten Hunger nur zu gut. An meiner Großmutter war das alles nicht spurlos vorbeigegangen. Sie wurde psychisch krank und nahm sich 1968 das Leben.

Der Großvater lebte allein weiter. Mit seinem unverwüstlichen Humor unterhielt er jede Familienfeier. Er konnte Witze erzählen, »ohne Luft zu holen«. Auf der Silberhochzeitsfeier meiner Eltern biss mein achtzehn Monate alter Sohn beim »Zum Wohl!« ein Stück von seinem – mit Saft gefüllten – dünnwandigen Sektglas ab. Erschrockene Stille. Kommentar meines Großvaters: »Lieber ins Glas beißen als ins Gras!« Erleichtertes Gelächter; nichts war passiert.

Von den vier Geschwistern meines Vaters lebt nur noch Rosel, die Älteste! Trotz einer angeborenen Gehbehinderung infolge unterschiedlich langer Beine wurde sie Lehrerin. Sie bekam einen gesunden Sohn und reiste mit ihrem Ehemann Klaus – ebenfalls Lehrer – nach 1990 an all ihre

Sehnsuchtsorte. Rosel und ihr Mann besuchten Konzerte, lasen viel und umsorgten ihre Enkelkinder.

Onkel Klaus, leidenschaftlicher Raucher, wäre beinahe schon 2013 gestorben: Ihm war ein Aortenaneurysma geplatzt. Aber umsichtiges Handeln und chirurgisches Können retteten ihn. Rosel litt damals schon an einer fortgeschrittenen Makuladegeneration beider Augen: Lesen war ihr unmöglich geworden. Also stellte sie sich auf Hörbücher um. Während einer wochenlangen Reha von Klaus in Pulsnitz bei Dresden mietete sie in der Nähe ein Zimmer und konnte täglich bei ihrem Mann sein.

In den letzten Jahren litt Rosel zunehmend unter Herzschwäche. Die Mitralklappe wurde »repariert«. Aber Rosels Mobilität ließ weiter nach. Alle Empfehlungen zur Inanspruchnahme von Pflege oder zum Umzug in altersgerechten Wohnraum wehrten sie und ihr Mann ab: »Wir wollen keinem zur Last fallen.«

Erst, als fast nichts mehr ging und Klaus bei der Betreuung seiner Frau an seine Grenzen kam, durfte sich zweimal täglich ein Pflegedienst um Rosel kümmern. Dann, als sich beide mit Corona ansteckten, kamen sie erst ins Krankenhaus und anschließend in ein Pflegeheim. Klaus verstarb dort nach wenigen Tagen.

»Auch ich werde wohl nicht mehr so lange hier sein – und das ist in Ordnung«, sagte Rosel mir am Telefon. Es war Anfang 2021.

»Gelebtes Glück hilft Sterben«, dachte ich – das hatte ich irgendwo gelesen – und bei Reinhard Lakomy: »Nach einem erfüllten Leben wird das Fest nicht schöner, wenn es länger dauert.«

Begutachtung am Telefon

Für den ersten Arbeitstag des Jahres 2021 hatte sich der MDK, der Medizinische Dienst der Krankenkassen, bei zwei meiner Patientinnen schriftlich zu einer längeren telefonischen Befragung angekündigt, um deren Pflegebedürftigkeit zu begutachten und gegebenenfalls ihre Einstufung in den entsprechenden Pflegegrad vorzunehmen. Normalerweise suchen die speziell ausgebildeten Pflegekräfte des MDK die Patienten dazu in ihrem Zuhause auf. Durch die Corona-Pandemie war dies nun nicht mehr möglich, so dass die Begutachtung »telefonisch« stattfand.

Da es sich in der Regel um betagte Menschen handelt, die oft auf vielfältige Weise beeinträchtigt sind, war und ist es wünschenswert, wenn bei diesen Gesprächen ein gut informierter Angehöriger anwesend ist. Das kann auch eine Pflegekraft eines professionellen Pflegedienstes sein, wenn dieser schon in die Versorgung und Pflege der bedürftigen Person einbezogen ist. Oder ich beauftrage – wie in letzter Zeit – bei Bedarf auch eine Medizinische Fachangestellte aus meiner Praxis damit. Meinen Mitarbeiterinnen waren und sind die Patienten oft schon lange bekannt und vertraut. Klappt das aus organisatorischen Gründen nicht, nehme mitunter ich diese Termine wahr. Dabei gibt es ein Zeitfenster von zwei Stunden, in denen der Anruf des MDK bei den Patienten erfolgt.

Am 4. Januar fuhr ich zuerst zu Frau Kasten. Vor fünf Jahren war ihr Mann an einem Lungentumor verstorben. Ihre Tochter und die fünf Enkelkinder lebten in Schweden, so dass Frau Kasten, allein geblieben, zunehmend Hilfe brauchte. Mit neunundsiebzig Jahren litt sie an mehreren Erkrankungen, die sie deutlich einschränkten. Sie wünschte sich Unterstützung im Alltag.

Pünktlich um acht Uhr traf ich bei Frau Kasten ein. Es gab Tee und wir plauderten. Dabei hoffte ich, dass das Telefon recht bald klingeln würde, denn ab zehn Uhr erwartete mich die nächste Patientin.

Bis 9.25 Uhr mussten wir uns gedulden. Dann folgte ein angenehmes Gespräch. In fünfzig Minuten waren alle relevanten Fragen beantwortet. Frau Kasten war aufgeregt und sehr froh, dass sie das nicht allein bewältigen musste.

Ich hatte inzwischen meine Mitarbeiterinnen in der Praxis angerufen und gebeten, Frau Bunt zu informieren, dass ich mich verspäten würde. Bei ihr traf ich Emma an, ihren liebsten Zögling. Hier sollte der Anruf des MDK nicht das erste Beratungsgespräch sein. Meine Patientin stand mittlerweile im zweiundneunzigsten Lebensjahr, und es war schon länger klar, dass weitere Hilfe nottat. Aber ohne Einverständnis der Betroffenen gestaltete sich das in diesem Fall problematisch. Im Vorfeld des Termins war der entsprechende Antrag verschwunden, dann weitere Formulare. Im Sommer des Vorjahres hatte »meine liebe Ilse«, wie ich sie nennen durfte, das erste Telefongespräch mit dem MDK allein absolviert – erst im Herbst erfuhren wir in der Praxis davon. Sie könne alles selbst und Fremde sollen – bitte sehr! – nicht in ihre Wohnung kommen. Ergebnis: Kein Pflegegrad!

Ilse hatte ihr ganzes Berufsleben Kindern gewidmet, ohne eigene zu haben. Sie hatte das Kinderheim des Lutherstift-Krankenhauses geleitet; vielen Kindern aus schwierigen Verhältnissen oder Waisen hatte sie ein Zuhause gegeben. »Ihre Kinder« melden sich heute noch bei ihr, sind aber selbst auch in die Jahre gekommen. Emma aber, die ihr wie eine Tochter ist, hatte sich immer viel um sie gekümmert. Jetzt war sie dialysepflichtig geworden und wartete auf eine neue Niere. Verständlich, dass sie, selbst wenn sie wollte, nicht mehr die erforderliche Kraft aufbringen konnte, Ilse zu helfen.

Das Telefon klingelte.

»Frau Bunt, sind Sie allein oder ist jemand bei Ihnen?«, fragte die Mitarbeiterin des MDK freundlich.

»Ja, meine ›Tochter‹ und meine Frau Doktor.«

»Wie heißt ihre Frau Doktor?«

»Frau Döscher.«

»Was, wieder Frau Döscher?« Am anderen Ende der Leitung war dieselbe Mitarbeiterin vom MDK wie beim Termin zuvor. Wir mussten beide lachen.

Ich war sehr angespannt. Es war bereits 11.15 Uhr geworden, und ich hätte längst in der Praxis sein müssen, um meine Kollegin in der Sprechstunde abzulösen. Aber sie war wie immer kooperativ und hatte weitergearbeitet. Es war der erste Montag nach dem Jahreswechsel. Die Praxis wurde von Patienten »geflutet« …

Mutter, Vater, Kind …

Ich beobachte gern das Spiel der Kinder, die in ihrer Welt die Erwachsenen nachahmen. Natürlich wünschen sie sich, die Liebe zwischen Mutter und Vater möge nie aufhören. In der Realität sieht Familie oft anders aus. Patchwork heißt die neue Realität. Außerdem gehen die Kinder in die Welt für ihre Ausbildung oder der Liebe wegen. Viele ältere Menschen leben allein. Das wünschenswerte Mehrgenerationenhaus bleibt leider eine seltene Ausnahme.

Und dann überfiel uns Corona … diese Krankheit, die so heimtückisch ist: Einer fühlte sich gar nicht krank, andere sterben daran. Meist alte Menschen, aber nicht ausschließlich.

Nach nur einem Jahr gab es Impfstoffe gegen das Virus. Es war nicht sofort genug Impfstoff für alle da, deshalb machte sich eine Priorisierung notwendig. Zuerst kamen die Überachtzigjährigen an die Reihe und das Pflege- und Krankenhauspersonal – die, die an vorderster Front kämpften.

Ich begleitete meine sechsundachtzigjährigen Eltern zum Impfzentrum in eine der Frankfurter Messehallen. Es herrschte reger Betrieb, alles war gut organisiert. Die zu Impfenden erhielten ein grünes Bändchen, ihre Betreuer ein rotes. Erinnerung an den »All-inclusive-Urlaub«?

Fast alle Betagten erfuhren Begleitung. Menschen an Gehhilfen, Rollatoren, im Rollstuhl, daneben jüngere Menschen, oft selbst um die sechzig. Herzerwärmend und beruhigend zu sehen war: Die Alten sind wichtig und nicht allein.

Ich doch nicht ...

Dankbar hatte ich Anfang 2021 meine erste Corona-Impfung erhalten. Ich fand das wichtig, viele Patienten meiner Praxis waren positiv getestet worden, einige schwer erkrankt, einzelne an dem heimtückischen Virus verstorben.

In den Pflegeeinrichtungen der Stadt sah es dramatischer aus. Viele Bewohner überlebten die Erkrankung nicht. Alle verfügbaren Kräfte bemühten sich um eine gute menschliche Begleitung. Die hochbetagten Seniorinnen und Senioren wurden – auch auf Wunsch ihrer Angehörigen – selten ins Krankenhaus eingewiesen. Sie sollten in ihrer vertrauten Umgebung sterben dürfen. Wie auch sonst in der palliativen Situation war der Einsatz von Morphin zur Linderung starker Luftnot effektiv.

Nach meiner Impfung ging es mir schlecht. Nach zwei Tagen traten Kopf- und Rückenschmerzen auf und eine allgemeine Schwäche; ich fühlte mich mehr als schlapp und ordnete alles als Nebenwirkung der Impfung ein. Ganz jung war ich ja auch nicht mehr.

Nach einer Woche wollte ich Patienten in einem Heim aufsuchen, mehrere hatten gesundheitliche Probleme. Die Dame am Empfang fragte mich: »Dürfen wir Sie testen?«

»Warum nicht«, erwiderte ich und dachte: »Sei Vorbild.«

Nach fünfzehn Minuten brach Hektik aus, mein Schnelltest erwies sich als positiv, auch ein zweiter. Ich musste umdrehen.

»Was tun?«, fragte ich mich. Es war Freitagnachmittag.

Kurzentschlossen fuhr ich zum Labor. Der Chef des IMD, des Instituts für medizinische Diagnostik, kümmerte sich rührend um mich. Leider musste er mir gegen halb sieben abends telefonisch mitteilen, dass auch mein PCR-Test positiv war.

Große Sorge überfiel mich. Vor mir lag eine schwere Woche: Winterferien in Brandenburg. Meine ärztliche Kollegin in der Praxis, Mutter von drei schulpflichtigen Kindern, hatte ich in Urlaub geschickt. Für eine andere Praxis hatte ich außerdem Vertretung zugesagt. Wie jetzt weiter?

Pflichtbewusst versuchte ich, eine entsprechende Meldung in der offiziellen Corona-App auf meinem Handy vorzunehmen. Das ging nicht, weil mir der QR-Code meines PCR-Tests nicht vorlag. Aber die in der App verzeichnete Telefon-Hotline funktionierte. Ein freundlicher Mitarbeiter nahm meine Meldung entgegen.

Gegen einundzwanzig Uhr rief das städtische Gesundheitsamt bei mir zu Hause an. Kompetent und akribisch befragte mich ein Angestellter zu den Symptomen und Begleitumständen meiner Erkrankung und endete mit der für mich überraschenden Feststellung: »Frau Döscher, ihre Quarantäne endet am 31. Januar.« Für meinen Mann verfügte er sie um eine Woche länger.

Ich durfte also ab Montag, gleich nach dem bevorstehenden Wochenende, wieder arbeiten – und war froh darüber. Für einen Selbstständigen beziehungsweise Freiberufler ist es hart, durch »höhere« Gewalt ausgebremst zu werden.

Zum Glück hatte ich niemanden angesteckt. Alle Mitarbeiterinnen meiner Praxis waren am ersten Arbeitstag der Woche sofort vom Gesundheitsamt getestet worden. Auch mein Mann blieb gesund. Eine Woche musste er ins Gästezimmer ziehen.

Die Corona-App auf meinem Handy löschte ich. Seit dem Telefonat mit der Hotline war sie blockiert.

Schöner Mann

Immer sportlich gekleidet und betont gepflegt – wohl auch dank seiner Gesichtssauna –, erschien Ulf seit über dreißig Jahren in meiner Sprechstunde. Zudem gehörte er zu den Männern, die gewisse Anzüglichkeiten nicht sein lassen können. So erzählte er mir nach einem Malediven-Urlaub: »Ach wissen Sie, Frau Doktor, auf so einem Atoll ist es eigentlich langweilig, sie sehen nur Palmen, Strand und Wasser. Da können Sie nur faulenzen, fischen und f…«

Jahre später erfüllte ich mir den Traum, die Malediven kennenzulernen. Schnorcheln, Lesen, Paddeln – eine unvergessliche Urlaubswoche.

Anfangs waren bei Ulf kleine Zipperlein, später Bluthochdruck zu behandeln.

Wiederholte Brustschmerzen im Sinne einer Angina pectoris führten zu weiterer Diagnostik. Ein Belastungs-EKG fiel pathologisch aus, sein Tablettencocktail musste um ASS und einen Cholesterinsenker ergänzt werden. Unter der Standardtherapie erlebte Ulf mehrere Jahre ohne größere Probleme.

Aber dann kam es »dicke«. Eine schwere Bronchitis entwickelte sich zur Lungenentzündung. Während der Genesung erlitt Ulf einen akuten Herzinfarkt. Und nach Akutbehandlung und Reha ereilte ihn – als ob das alles nicht schon genug wäre – eine Gürtelrose im Bereich des linken Bauches. Sie heilte ab, doch es verblieben langanhaltende Schmerzen, die über Monate einer Therapie bedurften. Zusätzlich fiel eine hässliche Vorwölbung im linken Unterbauch auf, inakzeptabel für den eitlen Herrn. Die Diagnostik mittels Computertomographie schloss einen Tumor oder andere schwerwiegende Ursachen aus. Es handelte sich um eine Nervenlähmung in der Bauchdecke. Monatelang dauerte der Heilungsprozess.

Als Ulf die Gürtelrose bekommen hatte, gab es noch keine Impfungen gegen die oft schmerzhafte und langwierige Krankheit. Heute lässt sie sich damit verhindern; alle Menschen über sechzig Jahre und Erkrankte schon ab fünfzig können wir schützen.

Ulf geht es inzwischen wieder gut. Er ist immer noch ein attraktiver Mann, auch wenn der »Lack« ab ist …

Erna kommt nicht mehr

Im Scherz fragte ich meine siebenundachtzigjährige Patientin Erna Bussard bei jeder Konsultation: »Soll ich Sie krankschreiben?« Resolut gab sie immer prompt zur Antwort: »Nein! Sie wissen doch, die Buchhaltung in der Firma meines Sohnes wartet auf mich.«

Jeden Morgen wurde die treueste Mitarbeiterin von Sohn oder Enkel mit dem Auto ins Büro abgeholt. Ihre Neubauwohnung lag nicht weit entfernt. Früher war die Strecke zu Fuß daher kein Problem. Aber im höheren Alter wollten die Knie nicht mehr so. Der Kopf indes beherrschte alle Zahlen. Erna wurde gebraucht!

Nach einem Schlaganfall änderte sich alles. Erna konnte nicht mehr allein leben, benötigte Pflege. Diese erhielt sie in einer Einrichtung in unserer Stadt. Ihr Sohn Frank besuchte sie regelmäßig. Ihn schmerzte die Hilflosigkeit seiner Mutter am meisten, immer hoffte er auf ein Wunder.

Frank Bussard hatte die Sanitärfirma inzwischen seinem Sohn übergeben und verbrachte mehr Zeit auf Gran Canaria. Dort hatte er sich seinen Traum erfüllt und ein Haus gebaut. Körperlich fit – er nahm lediglich Blutdrucktabletten – schuf er das Meiste mit eigener Hände Arbeit. Stolz zeigte er mir Fotos. Auch seine Mutter hatte sich dort früher immer sehr wohl gefühlt.

Unter der spanischen Sonne verstarb Herr Bussard mit nur achtundsechzig Jahren plötzlich. Über die Ursache konnte ich nur spekulieren. Seine Lebensgefährtin berichtete mir später, dass es ewig gedauert habe, bis der herbeigerufene Rettungswagen gekommen sei. Am nächsten Tag sei der Bestatter erschienen und habe die Urne auf den Tisch gestellt.

Andere Länder – andere Sitten. Kurz darauf konnte auch Erna Bussard loslassen und ihrem Sohn folgen.

Der Herr ruft

»Bitte behandeln Sie meinen Mann«, bat mich Frau Heyne, die ich bisher nur aus Telefonaten kannte. Vor Jahren hatte sie sich um eine schwerkranke Kenianerin gekümmert, die nach komplizierten Operationen eines fortgeschrittenen Gebärmutterkrebses nach Frankfurt (Oder) gekommen war und weitere ärztliche Betreuung gebraucht hatte.

Frau Heynes Mann, evangelischer Pfarrer, hatte die letzten zehn Jahre in Görlitz verbracht. Er predigte und schrieb, war voller Schaffenskraft.

Das Verhältnis des Ehepaars schien kompliziert. Aber Frau Heyne holte ihren an ALS erkrankten Mann zurück nach Hause ins Schlaubetal. Er konnte nicht mehr allein leben. ALS ist eine schnell voranschreitende, degenerative Erkrankung des zentralen Nervensystems, bei der Nervenzellen, die für die Bewegung von Muskeln zuständig sind, schrittweise absterben, bis zur vollständigen Lähmung des Körpers. Gehen und Schlucken fielen dem Pfarrer immer schwerer. Künstliche Ernährung lehnte der abgemagerte, große Mann ab. Betreutes Wohnen oder Begleitung im Hospiz wurden diskutiert.

»Solange ich es schaffe, kann er bei mir wohnen«, nahm sich Frau Heyne vor. Ich ahnte, dass ihr diese Entscheidung nicht leichtfiel.

Im Dezember 2016 verschlechterte sich der Zustand des Pfarrers und bei meinen Besuchen verkündete er, kaum verständlich, »an Heiligabend werde ich sterben.«

24. Dezember, 21.30 Uhr. Ich erhielt den Anruf: »Es geht ihm schlecht – bitte kommen Sie!« Ich fuhr durch die Heilige Nacht, fünfundzwanzig Kilometer. In Luftnot, Angst und Schmerzen fand ich meinen Patienten vor. Ich gab ihm ein starkes Schmerzmittel. Die Spritze wirkte. Seine

Kinder waren gekommen, die Familie beisammen. So sollte es sein.

Beruhigt fuhr ich zurück durch die Nacht.

Am ersten Weihnachtsfeiertag klingelte gegen elf Uhr erneut mein Telefon mit der Nummer aus dem Schlaubetal. Die Nachricht: »Der Pfarrer ist in seine Ewigkeit gegangen.«

Ich erfüllte meine letzten Pflichten: die Leichenschau vornehmen, den Totenschein schreiben, der Familie zuhören.

Sie stützten einander, irgendwie erlöst.

Zurück vom Facharzt

Ein diffiziles Problem führte eine junge Frau zu mir. Am Oberschenkel waren einzelne Haare unter der Haut entlang gewachsen; das störte sie, aber eher aus kosmetischen Gründen. Der konsultierte Hautarzt habe ihr erklärt, dafür hätte er keine Instrumente. Ich war höchst erstaunt.

Zum Glück hatte ich während meiner Facharztausbildung auch vier Wochen in der Dermatologie hospitiert. Viele einfache Behandlungsmethoden hatte ich daraus in meine praktische Tätigkeit mitgenommen. Also ran ans Werk. Nach der Desinfektion ritzte ich mit einer Nadel die Haut oberflächlich an und zog mittels Pinzette die störenden Haare heraus. Kleines Problem – schnell gelöst.

Schwieriger zu entfernen sind da Splitter von farblosem Glas, Dornen von Rosen oder anderen stachligen Pflanzen. Im Sommerhalbjahr plagen zudem oft Zecken meine Patienten und müssen ganz oder in Teilen mit Nadel und Pinzette, manchmal unter Zuhilfenahme einer Lupe, »herausoperiert« werden. Auch von kleinen oder größeren Warzen und Fibromen möchten sich Patienten unkompliziert trennen. Mir machen diese kleinen, chirurgischen Eingriffe in meiner allgemeinmedizinischen Praxis Freude, sehen doch Patient und Arzt schnell ein Ergebnis.

Leider gibt es in unserer Stadt, Stand Anfang 2022, schon lange nur noch zwei Hautärzte im MVZ des Klinikums, die grenzenlos überlastet sind. Auf der anderen Seite der Grenze, in Słubice, praktiziert eine Dermatologin. Deutsche Patienten können sich bei ihr behandeln lassen und bekommen die anfallenden Kosten von ihrer Krankenversicherung erstattet. Genauso funktioniert das auch bei zahnärztlicher Behandlung und Physiotherapie.

Nach meiner Niederlassung in einem Ärztehaus empfand

ich es als sehr unterstützend, viele verschiedene Fachärzte im selben Haus zu wissen. Für die Patienten war es gut: kurze Wege, schnelle Hilfe beim HNO-, Haut- und Lungenarzt, beim Urologen oder Orthopäden. Selbst Röntgen und Computertomographie waren möglich.

Das ist lange her. Zwischenzeitlich war das Haus nahezu leergezogen und neben einer Zahnarztpraxis ich die einzige ärztliche Praxis-Inhaberin. Meine Fachkollegen waren vor allem aus zwei Gründen gegangen: Praxisaufgabe aus Altersgründen, ohne dass sich Nachfolger fanden, oder Umzug an vermeintlich oder tatsächlich attraktivere Standorte in der Stadt. Da waren die Apotheke am Haus sowie die verkehrsgünstige Lage mit Parkplätzen und Straßenbahnhaltestelle fast vor der Tür auch keine Argumente mehr.

Inzwischen hat der Vermieter *meines* Ärztehauses, die städtische Wohnungsbaugesellschaft, das in die Jahre gekommene Gebäude endlich mit hohen Investitionen in großen Teilen saniert und modernisiert, so dass neue ärztliche Kolleginnen und Kollegen Einzug hielten und mir, so gut wie Tür an Tür, auf meinem Flur und im Haus hilfreiche Nachbarn wurden. Ironie der Geschichte: Es handelt sich nicht um neue fachärztliche Niederlassungen, sondern lediglich um Umzüge aus anderen Teilen der Stadt …

Wenn die Hausarztpraxis schließt

Im Frühjahr 2020 fragte mich plötzlich ein Patient, ob ich seine hochbetagten Schwiegereltern im Hausbesuch betreuen könnte. Die bisherige Hausärztin sei erkrankt und käme nicht mehr.

Ich war erschrocken, kannte ich doch die Kollegin schon lange. Sie arbeitete bereits seit knapp dreißig Jahren mit einer gleichaltrigen Allgemeinmedizinerin in einer Gemeinschaftspraxis im Zentrum unserer Stadt; mittlerweile war sie Anfang sechzig, Mit ihr hatte ich 1986 meine Ausbildung in der Kinderheilkunde in den altehrwürdigen Mauern des Lutherstift-Krankenhauses in Frankfurt (Oder) begonnen. War das nicht erst kürzlich gewesen?

Tief betroffen wurde mir erneut klar, dass wir nicht alle unversehrt durch unser Berufsleben gehen, um dann fit und mobil den Ruhestand zu erreichen. Unzählige Male erleben wir mit unseren Patienten und deren Angehörigen, wie die Reise gestoppt oder abrupt beendet wird. Umso mehr gilt es, den Moment zu leben, sich Träume und Wünsche zu erfüllen und möglichst wenig in die Zukunft zu verschieben.

Nur ein Jahr später erfuhr ich mit Sorge, dass die Kollegin, die monatelang die besagte Praxis allein weitergeführt hatte, zur Mitte des Jahres schließen würde. Auch ihr gesundheitlicher Zustand ließ keinen anderen Weg zu. Einen Nachfolger fand sie nicht. Fast täglich fragten Patienten nun an, ob sie zu mir kommen könnten.

Auch mich beschäftigt die Frage, ob ich meine Praxis in jüngere Hände werde geben können. Wird es meinen Patienten erspart bleiben, aufwändig nach einem neuen Hausarzt zu suchen?

Ich wünsche mir für die Zukunft, dass jeder Mensch den Arzt seines Vertrauens auswählen kann.

Ja zum Leben

Für seine jüngere Frau müsse er fit bleiben, erzählte mir Herr Hanssen bei seiner ersten Impfung gegen Corona. Bei der zweiten hatten wir etwas mehr Zeit und ich erfuhr seine besondere Geschichte.

Mit seiner ersten Ehefrau war er fast ein Jahr mit dem Wohnmobil durch Europa getourt. Die Ärzte hatten ihr mit der Diagnose »Brustkrebs im fortgeschrittenen Stadium« nicht mehr viel Lebenszeit gegeben. Diese wollten beide gemeinsam und intensiv verbringen, gemäß dem Motto: »Nicht dem Leben mehr Tage geben, sondern den Tagen mehr Leben!«

Auf der Reise war Herr Hanssen seiner Frau Partner, Therapeut, Arzt und Seelsorger gewesen. Er verabreichte Spritzen, wenn die Schmerzen dies erforderten, und organisierte buchstäblich alles für die Schwerkranke.

Nachdem sie verstorben war, nahm er seine Suche nach einer neuen Partnerin auf. Alleinbleiben war keine Option. Zuerst reagierte er auf entsprechende Annoncen: Es fand sich keine passende Frau. Dann gab er selbst ein Inserat auf. Über hundert Damen meldeten sich. Alle – wirklich alle – sprach oder traf er. Keine gefiel ihm.

Als seine Hoffnung zu schwinden begann, erhielt er *den* Anruf. Vor Jahren war er vor Gericht gewesen: ein Nachbarschaftsstreit hatte nicht anders geklärt werden können. Nun rief eine damalige Mitarbeiterin des Gerichts an und fragte: »Ich habe gehört, Sie sind allein … Wollen wir nicht mal zusammen 'nen Kaffee trinken?«

Sie trinken jetzt regelmäßig gemeinsam Kaffee, haben Ja gesagt zum Leben …